RECHERCHES STATISTIQUES

SUR LES CAUSES ET LES EFFETS

DE LA CÉCITÉ.

PARIS, IMPRIMERIE DE PAUL DUPONT,
Rue de Grenelle-Saint-Honoré, 45.

RECHERCHES STATISTIQUES

SUR LES CAUSES ET LES EFFETS

DE LA CÉCITÉ,

PAR **G. DUMONT**,

MÉDECIN DE L'HOSPICE IMPÉRIAL DES QUINZE-VINGTS,

CHEVALIER DE LA LÉGION D'HONNEUR

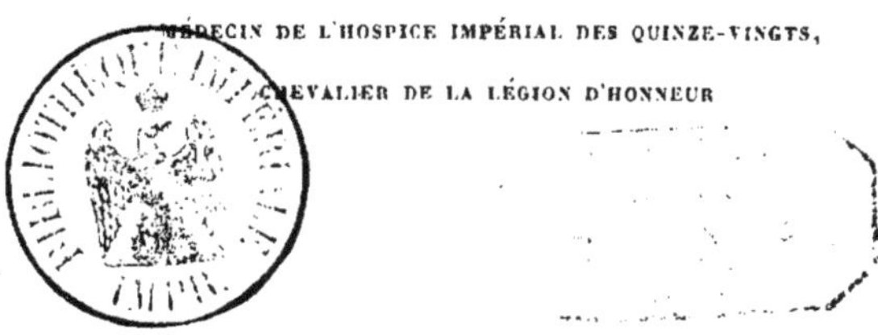

PARIS.

LABÉ, LIBRAIRE DE LA FACULTÉ DE MÉDECINE,

Place de l'École-de-Médecine.

1856

RECHERCHES STATISTIQUES

SUR LES CAUSES ET LES EFFETS

DE LA CÉCITÉ.

Il y a dix ans, lorsque je fus attaché à l'hospice des Quinze-Vingts, en qualité de médecin-adjoint, je m'empressai de chercher dans les dictionnaires de médecine l'article *cécité* et j'y trouvai à peine quelques lignes sur ce sujet. Dans les traités spéciaux, il n'en est pas même question. Les maladies qui produisent la cécité ont été cependant décrites assez longuement, pour que l'on doive s'étonner que les auteurs n'aient pas consacré un seul chapitre à une infirmité si commune, qu'en France seulement on compte plus de 37,000 aveugles.

J'eus alors la pensée de combler cette lacune et principalement de rechercher les causes de la cécité. Je publie aujourd'hui le premier résultat de mes recherches, qui portent sur plus de 2,000 aveugles. C'est sans doute trop peu pour une statistique, mais je ne sache pas qu'il ait été rien fait de comparable ; et, malgré une position spéciale, malgré toute la persévérance que j'ai pu y mettre, il ne m'a pas été possible de faire plus.

Voici, d'ailleurs, comment ont été faites ces recherches. J'ai recueilli les observations de 229 aveugles résidant à l'hospice impérial des Quinze-Vingts. Les causes de leur cécité, l'âge où elle est survenue, leurs diverses maladies ont été notées avec un soin minutieux, et, les voyant à tout moment, aucune particularité importante n'a pu m'échapper. En outre, j'ai trouvé souvent, dans les certificats de cécité qui leur avaient été délivrés avant leur admission, des renseignements précieux sur leurs antécédents et qui m'ont permis de reconnaître avec plus de certitude certaines altérations des yeux survenues depuis leur infirmité.

Ces certificats m'ont été également utiles pour la série B formée en partie avec les pensionnaires externes de l'hospice, avec les aveugles qui se présentent chaque jour à cet établissement pour y faire constater leur infirmité, avec ceux que j'ai pu observer dans tous les autres établissements où se trouvent des aveugles, l'institution des Jeunes-Aveugles faisant seule exception; et enfin avec tous les individus frappés de cécité, que j'ai pu rencontrer depuis bientôt dix ans.

La troisième série se compose exclusivement des pensionnaires de l'hospice décédés dans ces trente dernières années. Elle n'est qu'exceptionnellement le résultat de mon observation personnelle, puisque pour cette série je m'en suis le plus ordinairement rapporté exclusivement aux certificats renfermés dans leurs dossiers; mais ayant eu soin d'éliminer tous ceux en très-grand nombre qui pouvaient donner lieu au moindre doute, cette série mérite également confiance; elle ne présente point de différence sensible avec les deux autres, et elle m'a permis d'établir plus nettement la décroissance de la cécité variolique.

Chez tous les aveugles que j'ai observés, j'ai noté autant que possible l'influence de l'hérédité, des professions, de l'âge et du sexe.

La perte d'un organe aussi important a sur la santé générale et principalement sur les facultés intellectuelles des effets fâcheux qui n'ont point, que je sache, été encore mentionnés et que j'ai essayé de décrire.

Enfin, lorsque la vision est perdue sans ressource, les yeux sont encore trop souvent la cause de tourments pour les aveugles. J'ai dû également parler de ces désordres quand les traités spéciaux n'en faisaient pas mention. Pour être complet, il eut fallu étudier sur le cadavre les lésions pathologiques qui résultent de la cécité, et l'anatomie pathologique des maladies des yeux, jusqu'alors si imparfaite, gagnerait beaucoup à une semblable étude ; mais ce travail que j'ai entrepris en commun avec M. le docteur Follin, chirurgien des hôpitaux, et agrégé de la Faculté de médecine, nécessite un plus grand nombre d'autopsies que nous n'avons pu en faire jusqu'alors.

Mais, avant tout, il était important de s'expliquer sur le mot *cécité*, car ce n'est pas chose facile, quoique au premier abord l'assertion paraisse étrange, que de déterminer d'une manière précise ce qu'on doit entendre par les dénominations d'aveugles, de cécité complète et incomplète.

I.

Définition de la Cécité.

La cécité (*cæcitas*, Τοφλοτης, Τοφλοσις, de *cæcus*, aveugle) est la privation ou l'abolition de la vue. Cette infirmité existe toutes les fois qu'il est impossible de se livrer à aucun travail, pour peu que ce travail réclame le concours du sens de la vue.

Elle a été divisée en cécité complète et incomplète, mais les auteurs ne s'expliquent pas sur ce que l'on doit entendre par chacune de ces dénominations.

Cette question a cependant son importance, puisqu'il n'est pas possible d'être admis dans les hospices d'aveugles sans être atteint de cécité complète. Or, voici à cet égard cinq cas différents qui peuvent se présenter : 1° le sens de la vue est totalement aboli. Il y a insensibilité complète à l'éclat de la lumière la plus vive. L'aveugle enfin est constamment plongé dans une nuit profonde ; 2° il entrevoit parfois une lumière éclatante, les éclairs par exemple ; 3° il distingue la clarté du jour de l'obscurité de la nuit ; 4° quand un corps passe devant ses yeux il aperçoit distinctement une ombre ; 5° il entrevoit confusément les objets, il peut, avec difficulté toutefois, se conduire seul.

En s'en tenant rigoureusement au sens logique du mot, on devrait sans doute n'attribuer la dénomination de cécité complète qu'au premier cas, où le sens de la vue est aboli totalement, où l'insensibilité à la lumière est complète ; mais dans la pratique il ne nous paraît pas devoir en être ainsi : il n'existe en effet qu'une très-faible différence entre cet aveugle et celui qui peut seulement distinguer le jour de la nuit.

Car la seule perception du jour qui est pour l'aveugle une si grande consolation, ne peut lui être d'aucune utilité pour les besoins de la vie. Cette utilité ne commence que lorsque la vision est devenue suffisante pour qu'il puisse se conduire seul sans danger. Alors la cécité est incomplète, mais il y a encore cécité, car tout travail réclamant un concours, quelque faible qu'il soit, du sens de la vue, est toujours impossible.

Ainsi, selon nous, il y a cécité complète toutes les fois que l'aveugle ne peut avec l'aide des yeux se conduire seul et sans danger. Une fois arrivé à cette limite, les différents degrés dans la vision s'élèvent insensiblement jusqu'à ce que tel ou tel travail devienne possible, et ces divers degrés sont difficilement appréciables par le médecin. Aussi n'ai-je compris dans mes recherches que les individus atteints de cécité complète. Ce qui leur est applicable le sera d'ailleurs aux autres, à un moindre degré seulement. J'ai ainsi diminué le nombre des aveugles que j'ai observés, mais c'était le seul moyen d'éviter toute confusion. Je n'ai fait d'exceptions à cet égard que pour 15 individus atteints de cécité incomplète, n'en résidant pas moins à l'hospice et présentant de l'intérêt au point de vue du diagnostic.

Enfin, la cécité peut être curable ou incurable, temporaire ou continue. J'ai dû ne m'occuper que des aveugles incurables et dont l'infirmité est continue, car la cécité qui est guérissable, aussi bien que la cécité temporaire, rentre dans l'étude ordinaire des maladies des yeux.

II.

Fréquence de la Cécité dans les différentes contrées.

La cécité est une infirmité commune à tous les pays, mais dont la fréquence varie singulièrement suivant les contrées. Il résulte de la statistique générale publiée récemment par le ministère de l'agriculture et du commerce qu'il y a en France 37,662 aveugles répartis dans les départements ainsi qu'il suit :

DÉPARTEMENTS.	NOMBRE des AVEUGLES.	MOYENNE par DÉPARTEMENT sur 100,000 individus.	DÉPARTEMENTS.	NOMBRE des AVEUGLES.	MOYENNE par DÉPARTEMENT sur 100,000 individus.
			Report......	9,583	
Ain................	361	97	Eure...............	601	145
Aisne..............	636	114	Eure-et-Loir........	326	111
Allier..............	196	58	Finistère...........	728	118
Alpes (Basses-)......	182	120	Gard...............	615	151
Alpes (Hautes-).....	184	138	Garonne (Haute-)....	532	110
Ardèche............	379	98	Gers...............	302	98
Ardennes...........	377	114	Gironde............	627	102
Ariége.............	275	103	Hérault............	682	175
Aube...............	347	131	Ille-et-Vilaine......	491	85
Aude...............	480	166	Indre..............	271	100
Aveyron............	416	106	Indre-et-Loire......	235	74
Bouches-du-Rhône..	518	121	Isère..............	531	88
Calvados...........	719	146	Jura...............	346	110
Cantal.............	329	129	Landes.............	256	85
Charente...........	344	90	Loir-et-Cher.......	208	79
Charente-Inférieure.	401	85	Loire..............	360	76
Cher...............	194	63	Loire (Haute-)......	343	113
Corrèze............	231	72	Loire-Inférieure.....	473	88
Corse..............	435	184	Loiret.............	339	99
Côte-d'Or..........	509	127	Lot................	367	124
Côtes-du-Nord......	806	127	Lot-et-Garonne.....	447	131
Creuse.............	214	75	Lozère.............	199	138
Dordogne...........	428	85	Maine-et-Loire.....	417	81
Doubs..............	334	113	Manche.............	730	122
Drôme..............	288	88	Marne..............	446	119
A reporter......	9,583		*A reporter*......	20,455	

DÉPARTEMENTS.	NOMBRE des AVEUGLES.	MOYENNE par DÉPARTEMENT sur 100,000 individus.	DÉPARTEMENTS.	NOMBRE des AVEUGLES.	MOYENNE par DÉPARTEMENT sur 100,000 individus.
Report......	20,455		*Report*.......	28,897	
Marne (Haute-)......	339	125	Saône (Haute-)	360	104
Mayenne...........	246	66	Saône-et-Loire......	523	91
Meurthe...........	504	112	Sarthe..............	508	107
Meuse..............	399	121	Seine.........	1,482	104
Morbihan...........	466	97	Seine-inférieure.....	772	101
Moselle........	496	103	Seine-et-Marne......	363	105
Nièvre..............	216	66	Seine-et-Oise.......	506	107
Nord...............	1,251	108	Sèvres (Deux-)......	306	95
Oise.......	435	108	Somme........	602	105
Orne.......	530	120	Tarn...............	370	102
Pas-de-Calais..	751	108	Tarn-et-Garonne.. .	360	152
Puy-de-Dôme.......	518	87	Var...............	495	138
Pyrénées (Basses-)...	463	104	Vaucluse...........	351	133
Pyrénées (Hautes-)..	239	95	Vendée............	332	87
Pyrénées-Orientales.	244	134	Vienne.............	258	81
Rhin (Bas-).........	537	91	Vienne (Haute-).....	282	88
Rhin (Haut-)........	417	84	Vosges.............	466	109
Rhône..............	391	68	Yonne..............	429	113
A reporter......	28,897		TOTAL.......	37,662	

Moyenne générale................ **105**

Malgré les difficultés que présente toujours le dénombrement exact d'une classe quelconque d'individus et particulièrement celui d'une catégorie spéciale, comme l'est celle des aveugles, il n'est pas possible que les chiffres ci-dessus soient exagérés, attendu qu'il a été fait une série à part pour les borgnes; il est plutôt probable qu'un certain nombre de cas de véritable cécité ont échappé au recensement. Dans les grandes villes, certains aveugles ont pu rester inconnus ; des individus affectés de cécité réelle suivent encore des traitements et s'imaginent que toute espérance n'est pas perdue. Enfin, chez les enfants en bas âge, la vision peut être abolie, sans que cette infirmité se révèle aux parents. Ces diverses causes ont dû entraîner des erreurs de chiffres en *moins*, mais jamais en *plus*. Aussi pensé-je que les résultats de la statistique ci-dessus, dressée d'ailleurs avec un soin particulier, ne peuvent être taxés d'exagération.

Pour apprécier l'influence de la position topographique sur la production de la cécité, j'ai divisé le territoire français en sept régions, et j'ai déterminé pour chacune d'elles la moyenne des aveugles par 100,000 âmes.

1° Région du Nord : Aisne, Eure, Nord, Oise, Pas-de-Calais, Seine-Inférieure, Seine-et-Marne, Seine-et-Oise, Somme. Total, 10 départements ; moyenne des aveugles, 111.5 par 100,000 âmes.

2° Région du Nord-Est : Ardennes, Aube, Côte-d'Or, Doubs, Jura, Marne, Haute-Marne, Meuse, Meurthe, Moselle, Bas-Rhin, Haut-Rhin, Haute-Saône, Saône-et-Loire, Vosges. Total, 15 départements ; moyenne des aveugles, 110.6 par 100,000 âmes.

3° Région du Sud-Est : Ain, Basses-Alpes, Hautes-Alpes, Bouches-du-Rhône, Corse, Drôme, Isère, Rhône, Var, Vaucluse. Total, 10 départements ; moyenne des aveugles, 117.5 par 100,000 âmes.

4° Région du Sud : Ardèche, Ariége, Aveyron, Aude, Gard, Haute-Garonne, Gers, Hérault, Lot, Lot-et-Garonne, Lozère, Hautes-Pyrénées, Pyrénées-Orientales, Tarn-et-Garonne, Tarn. Total, 15 départements ; moyenne des aveugles, 125.5 par 100,000 âmes.

5° Région du Sud-Ouest : Charente, Charente-Inférieure, Gironde, Landes, Basses-Pyrénées. Total, 5 départements; moyenne des aveugles, 93.3 par 100,000 âmes.

6° Région du Nord-Ouest : Calvados, Côtes-du-Nord, Finistère, Ille-et-Vilaine, Loire-Inférieure, Maine-et-Loire, Manche, Mayenne, Morbihan, Orne, Deux-Sèvres, Vendée. Total, 12 départements; moyenne des aveugles, 102.7 par 100,000 âmes.

7° Région du Centre : Allier, Cantal, Cher, Corrèze, Creuse, Dordogne, Eure-et-Loir, Indre, Indre-et-Loire, Loire, Haute-Loire, Loiret, Loir-et-Cher, Nièvre, Puy-de-Dôme, Sarthe, Vienne, Haute-Vienne, Yonne. Total, 19 départements; moyenne des aveugles, 88.2 par 100,000 âmes.

Il résulte des tableaux qui précèdent :

1° Que la moyenne des cas de cécité pour toute la France est de 105 par 100,000 individus, ou seulement de 104, si l'on fait abstraction de la Corse ;

2° Que le minimum 58 se rencontre dans le département de l'Allier, qui fait partie de la région du Centre où se trouve également le minimum par rapport à la division par régions que nous avons établie, soit 88.2 ;

3° Que le maximum 175 se rencontre dans le département de l'Hérault, qui fait partie de la zone du Sud, où se trouve également le maximum par rapport à la division par régions, soit 125,5.

J'ai cru devoir faire abstraction de la Corse où se trouve réellement le maximum des cas de cécité, 184 par 100,000 individus, parce que la topographie et les conditions climatériques de ce département sont trop exceptionnelles par rapport à la France, dont cette île ne fait partie en quelque sorte qu'accidentellement.

Comparons maintenant les données que nous venons d'obtenir pour la France, avec celles qui ont été constatées dans deux autres Etats d'Europe où ont été recueillis des documents positifs, en Prusse et en Belgique.

En Prusse, des recensements officiels ont été effectués à trois époques successives ; en voici les résultats :

ANNÉES.	NOMBRE des AVEUGLES.	POPULATION TOTALE.	RAPPORT À LA POPULATION.
1831.......	9,212	13,038,960	1 aveugle sur 1,415 habitants.
1834.......	9,576	13,509,927	1 — sur 1,410 —
1837.......	12,224	14,098,323	1 — sur 1,378 —

Ce qui donne pour les trois années, la moyenne de 1 aveugle sur 1,401 habitants, ou bien 71 . 3 sur 100,000 âmes ; chiffre bien inférieur à celui que nous a fourni la statistique de la France.

La même différence se rencontre en Belgique où il a été fait en 1831 un recensement des aveugles, offrant également toutes les garanties désirables d'exactitude, et duquel il résulte qu'on comptait alors 3,157 individus atteints de cécité, sur une population de 4,154,922 habitants, c'est-à-dire 76 aveugles sur 100,000 individus.

Faut-il voir dans les données générales qui précèdent la confirmation d'une loi proclamée par M. Zeune et qui jouit jusqu'à présent d'un certain crédit? En vertu de cette loi touchant la répartition des aveugles sur le globe, les cas de cécité assez nombreux dans les régions les plus septentrionales, iraient en diminuant dans les zones tempérées pour reprendre un accroissement plus rapide à mesure qu'on se rapprocherait de l'équateur où leur nombre atteindrait le maximum. M. Zeune, se basant sur des calculs et des renseignements du plus grand intérêt, se croit fondé à établir les rapports approximatifs suivants :

Du 20 au 30°	de latitude,	il y aurait	1	aveugle	sur 100	individus.
30 au 40°	—	—	1	—	sur 300	-
40 au 50°	—	—	1	—	sur 800	—
50 au 60°	—	—	1	—	sur 1,400	—
60 au 70°	—	—	1	—	sur 1,000	—

Or, si l'on cherche la vérification de cette loi pour la France dont la situation topographique rentre à peu près dans la troisième catégorie de l'échelle ci-dessus, on est frappé du rapprochement des résultats avec les données de la statistique.

Il en est de même pour la Prusse et la Belgique ; mais la règle posée par M. Zeune cesse de recevoir la sanction des faits en ce qui concerne les contrées septentrionales.

Pour la Suède qui s'étend du 55° au 68° de latitude, j'ai pu me procurer le recensement dressé en 1840 et duquel il résulte un total de 2,790 aveugles sur une population de 3,054,725 habitants, c'est-à-dire le rapport de 1 aveugle sur 1091 individus. Mais, au contraire, dans la Norwége située entre le 68° et le 71° de latitude, le nombre des aveugles n'était en 1835, ainsi qu'il résulte d'un document publié à cette époque, que de 2,111 pour une population de 1,194,827 habitants, soit 1 aveugle sur 566; c'est-à-dire une proportionnalité beaucoup plus élevée que l'on ne devait s'y attendre.

Pour les régions équatoriales, on manque de renseignements précis qui puissent servir de contrôle à la loi posée par M. Zeune, et on trouve seulement dans le témoignage de cet auteur, appuyé de l'autorité d'un grand nombre de voyageurs, quelques informations vagues, mais qui méritent néanmoins d'être citées. En Espagne, malgré les efforts faits par le gouvernement, pour la propagation de la vaccine, on observe un très-grand nombre d'aveugles. A Madrid, les mendiants sont presque tous frappés de cécité: dans les provinces centrales, cette infirmité n'est pas seulement le partage des familles pauvres; dans les plus hautes classes on rencontre à chaque instant des individus privés de la vue. Dans l'empire du Maroc (1) et dans les contrées voisines, au dire du Dr Wolmar qui a longtemps résidé dans ces parages, la proportion des aveugles sur les voyants est comme 1 est à 100; selon nos confrères de l'armée qui ont séjourné en Algérie, la cécité y est également d'une extrême fréquence, surtout parmi les indigènes. D'après Volnay, les rues du Caire présentent à cet égard le plus affligeant spectacle; la moitié des personnes que l'on rencontre sont aveugles, borgnes ou affectées d'ophthalmies à tous les degrés, et nous trouvons, dans les relations de Larrey et de Desgenettes sur la campagne d'Egypte, la confirmation de ces faits. En Nubie, des troupes entières d'aveugles ou de malheureux prêts à le devenir se trouvent réunies sur les places publiques et sur les bords des routes. On a cru remarquer que la race noire en Afrique est beaucoup moins prédisposée aux diverses affections des yeux que la population blanche; mais M. Ramon de la Sagra, dans une statistique qu'il a dressée en 1840 sur les États-Unis, arrive à un résultat tout opposé. D'après cet observateur, on constate en moyenne 1 aveugle sur 2,824 individus de la population blanche et 1 sur 1,465 parmi les gens de couleur, ce qui représente presque le double.

Le fait si positif et si bien démontré de la fréquence de

(1) Dufau, *Des Aveugles*.—1850.

la cécité vers les régions polaires et équatoriales est généralement attribué à l'action funeste, exercée sur l'appareil visuel, par l'éclat de la lumière réfléchie par un sol brûlant au midi, et au nord par des neiges éternelles. On sait combien, dans quelques unes de ces contrées, sont fréquentes et graves les ophthalmies purulentes et les épidémies de variole.

Après ce rapide coup d'œil sur la distribution de la cécité selon la position géographique des pays, il n'est pas sans intérêt d'étudier, principalement par rapport à la France, l'influence que peuvent exercer sur la proportion des aveugles quelques autres conditions telles que l'altitude, le voisinage de la mer et des grands cours d'eau, le développement de l'industrie, le degré d'aisance des populations.

a.—Altitude.—L'élévation des lieux au-dessus du niveau de la mer exerce, a-t-on dit, une action évidente sur la manifestation de la cécité. On s'est basé, pour corroborer cette opinion, sur des observations faites dans le royaume de Prusse. Ainsi, en 1837, comparant le nombre des aveugles constaté par le recensement dans la Prusse orientale, contrée plate, avec celui d'une autre contrée excessivement montagneuse, Julien, Clèves et Berg, on a trouvé pour la première 1 aveugle sur 1,094 habitants et pour la seconde 1 sur 1,808 c'est-à-dire une proportion presque moitié moindre. Puis, divisant les dix provinces en deux grandes régions, l'une plate et composée de sept provinces, l'autre, montagneuse et constituée par trois provinces, on est arrivé à ces chiffres vraiment remarquables :

La région plate donnait 1 aveugle sur 1,308 habitants.
La région montagneuse 1 — sur 1,613 —

Mais cette observation est formellement contredite par

la statistique établie en France, de laquelle il résulte, comme on peut le voir par le tableau général divisé en départements, que la proportion des aveugles n'est nullement en rapport avec le degré d'altitude qu'occupent ces départements; il suffit d'y jeter un regard pour s'en assurer.

b.—Le *voisinage de la mer* semble favoriser le développement de la cécité; en effet, tandis que la moyenne générale des aveugles pour toute la France est de 104 sur 100,000 âmes (la Corse exceptée), elle est de 119,2 dans les départements maritimes du Pas-de-Calais, de la Manche, du Morbihan, de la Seine-Inférieure, de la Charente, de la Gironde, du Gard, des Bouches-du-Rhône et du Var. Si l'on opère, au contraire, sur des contrées baignées par de grands fleuves, comme le Loiret, le Rhône, etc., on ne trouve pas, tant s'en faut, une moyenne plus élevée que la moyenne générale de la France.

c. — Influence des grands centres de population et du développement de l'industrie manufacturière. — En calculant la proportion des aveugles au sein des populations les plus industrielles de notre pays, savoir :

DÉPARTEMENTS.	AVEUGLES.	MOYENNE par 100,000 âmes.
Seine	1,482	104
Seine-Inférieure	772	101
Nord	1,251	108
Rhône	391	68
Rhin (Haut-)	417	84
Rhin (Bas-)	537	91

On reconnaît que les cas de cécité y sont dans le rapport de 92, 6 sur 100,000 âmes, chiffre bien inférieur à la moyenne générale de la France (105) et qui, malgré les omissions qui ont pu avoir lieu dans le recensement des grandes villes, est cependant exagéré, parce que dans le département de la Scine on a compris les aveugles résidant dans divers établissements hospitaliers. Si l'on eût retranché les membres des Quinze-Vingts ou de l'institution des Jeunes Aveugles étrangers à Paris, on eût obtenu pour cette ville, industrielle par excellence, une moyenne bien inférieure à 104 et par suite une moyenne inférieure à 92 pour les départements les plus industriels de notre pays.

Il résulte de ce fait que les grands centres manufacturiers et par conséquent les professions industrielles n'ont pas sur la manifestation de la cécité l'influence qu'on serait naturellement porté à leur attribuer. Il est cependant incontestable que, dans les grandes villes et principalement dans les villes manufacturières, les forces physiques tendent à s'abâtardir, et il est curieux de voir que le sens de la vue semble échapper à cette décadence des autres appareils.

On objectera peut-être que si les grands centres de population et les professions industrielles ne font pas sentir plus manifestement leur influence, cette influence n'en est pas moins réelle, mais qu'elle est balancée par ce double fait que la vaccine y étant plus répandue, la cécité variolique doit y être moins fréquente, et que cette population est à même de recevoir en temps opportun des soins médicaux plus complets. Mais quoi qu'il en soit de la valeur très-contestable de cette objection, le fait n'en reste pas moins positif, et il sera toujours fort extraordinaire que le département du Rhône soit un des trois départements de la France où l'on rencontre le moins d'aveugles, puisque la moyenne n'est que de 68 sur 100,000 âmes, quand la moyenne générale de la France est de 104.

d. — *Du degré d'aisance des populations.* — Afin de classer les départements selon leur degré de richesse ou de pauvreté relative, j'ai pris pour mesure l'impôt territorial qui, divisé par le nombre des habitants, donne une idée assez exacte du degré de richesse ou de misère d'un pays. J'ai été amené en opérant ainsi à considérer, parmi les plus riches, les départements suivants : Calvados, Eure, Manche, Nord, Pas-de-Calais, Seine, Seine-Inférieure, Seine-et-Oise, Somme, et j'ai placé, au nombre des plus pauvres, les Basses-Alpes, les Hautes-Alpes, l'Ardèche, l'Ariége, la Corrèze, la Corse, la Creuse, les Landes, la Lozère, les Basses-Pyrénées, les Hautes-Pyrénées, les Pyrénées-Orientales, la Haute-Vienne.

On s'attend assurément à voir les cas de cécité plus nombreux dans les contrées pauvres que dans les contrées riches. Et pour cela il suffit de réfléchir aux causes d'insalubrité qu'engendre la misère, à la scrofule qui l'accompagne souvent, à la négligence que mettaient, il y a peu d'années encore, certaines familles pauvres à faire vacciner leurs enfants et au peu de soins que reçoivent en général les maladies des yeux chez les malheureux ; et, d'autre part, on n'entrevoit pas des causes de cécité auxquelles les personnes dans l'aisance soient spécialement exposées et qui puissent balancer ces diverses influences.

Cependant j'ai été loin d'obtenir un tel résultat. La moyenne des aveugles, qui dans les départements riches est de 113,3 sur 100,000 individus, est seulement de 112 dans les départements les plus malheureux. La différence est peu sensible, comme on voit, mais elle n'en est pas moins en sens inverse de toutes les prévisions et fort inexplicable. La moindre fréquence de la scrofule dans les départements méridionaux, qui sont également les plus pauvres, serait la seule raison que l'on pourrait peut-être en donner.

e. — Influence du sexe. — Le recensement opéré en Prusse en 1837 donne, sur 12,224 aveugles, 5,422 appartenant au sexe masculin et 4,802 au sexe féminin. En Belgique, la proportion entre les deux sexes, était en 1835, de 1,668 pour les hommes et de 1,489 pour les femmes.

Dans quelques autres pays moins importants, tels que le duché de Brunswick et le canton de Berne, où les recherches paraissent avoir été faites avec beaucoup d'exactitude, la même différence s'est présentée en faveur du sexe masculin.

Ce résultat est naturel puisque, dans la plus grande partie des États de l'Europe, il naît plus de garçons que de filles et que les hommes sont par leurs professions plus exposés que les femmes à des accidents pouvant entraîner la perte de la vue. Il paraît cependant que, dans les régions septentrionales et dans les pays où la proportion des aveugles est plus considérable, il n'en est plus de même et que, passé la quatorzième année, le sexe féminin reprend en général la supériorité numérique en ce qui concerne les aveugles. Ainsi, en Norwége, en 1839, on comptait 1,021 aveugles du sexe masculin et 1,090 de l'autre sexe. En Suède, vers la même époque, 1,219 hommes et 1,420 femmes aveugles.

La statistique générale de la France n'ayant pas tenu compte du sexe, en ce qui concerne les aveugles, nous en sommes réduit pour notre pays à de simples conjectures. On serait porté à penser qu'il en est de la France comme de la Prusse et de la Belgique, ses pays limitrophes, et

M. Dufau est disposé à le croire à cause du nombre infiniment moindre d'enfants du sexe féminin journellement présentés pour l'admission à l'institution de Paris. Le même fait se produit pour les Quinze-Vingts où les pensionnaires du sexe féminin sont beaucoup moins nombreux; et on verra, en outre, que nos recherches faites indifféremment sur les deux sexes ont porté sur 1,362 hommes et seulement sur 694 femmes. Une raison à l'appui de cette opinion est encore l'absence presque complète de cécité traumatique chez la femme ; tandis que, chez les hommes, les accidents figurent pour plus de 13 pour 100 parmi les causes générales de la cécité, ils ne s'élèvent pas à 2 pour 100 chez les femmes.

Mais cette différence est couverte et au delà par la plus grande fréquence de la cécité amaurotique chez la femme, ainsi qu'on le verra plus loin.

Nos recherches statistiques ne portant pas sur un nombre d'aveugles suffisant pour trancher une question de cette nature, nous ne pouvons établir rien de positif sur le plus ou moins de fréquence de la cécité dans l'un et l'autre sexe. Une statistique officielle peut seule nous fixer à cet égard.

III.

Variétés de la Cécité.

La cécité incurable est le résultat de plusieurs causes très-différentes : les ophthalmies diverses, l'ophthalmie variolique devant être étudiée isolément, les accidents traumatiques, les différentes maladies connues sous le nom d'amaurose, auxquelles nous joindrons encore le glaucome qui n'en est le plus souvent, sinon toujours, qu'une complication, la cataracte et l'hydrophthalmie; d'où résultent six variétés de cécité que nous étudierons séparément: 1° Cécité variolique; 2° cécité ophthalmique; 3° cécité traumatique; 4° cécité amaurotique; 5° cécité cataractée; 6° cécité hydrophthalmique et causes diverses.

Il arrive quelquefois que la cécité a été produite par deux causes réunies, un œil ayant été perdu par une cause et l'autre œil par une autre. J'ai éliminé dans la statistique ces quelques cas qui auraient été une complication sans intérêt.

Sur 2,056 aveugles, ces diverses causes se sont réparties comme l'indique le tableau ci-joint. Les considérations auxquelles il peut donner lieu, trouveront leur place dans chacune des variétés; mais auparavant il nous paraît utile de dire quelques mots des lésions oculaires qu'on observe le plus souvent chez les aveugles ou qui présentent de l'intérêt.

CÉCITÉ.

SÉRIE.	AVEUGLES		VARIOLIQUE.	OPHTHALMIQUE.	TRAUMATIQUE.	AMAUROTIQUE.	CATARACTÉE.	HYDROPHTHALMIQUE et causes diverses.
A.	229	154 hommes.	21	43	17	56	14	3
		75 femmes.	7	18	2	42	6	»
B.	939	628 hommes.	40	189	89	266	31	4
		311 femmes.	26	91	5	171	15	3
		1,168 aveugles.	103	341	113	535	66	10

SÉRIE.	AVEUGLES		VARIOLIQUE.	OPHTHALMIQUE.	TRAUMATIQUE.	AMAUROTIQUE et CATARACTÉE.	HYDROPHTHALMIQUE et causes diverses.
C. Décédés.	888	580 hommes.	103	153	65	253	7
		308 femmes.	56	72	3	173	3
		888 aveugles.	159	225	68	426	10

IV.

Les lésions sont la fonte et l'atrophie de l'œil, les opacités de la cornée, les staphylomes, l'occlusion incurable de la pupille, les altérations des humeurs de l'œil, l'ankyloblépharon et le symblépharon. Quoique décrites avec soin dans les traités spéciaux, elles nécessitent quelques remarques relativement au sujet qui nous occupe. Le tableau suivant, relevé sur 270 yeux d'aveugles, donne une idée assez exacte du degré de fréquence de chacune d'elles.

Opacité de la cornée	70
Atrophie et fonte de l'œil	127
Amputation de la partie antérieure de l'œil	4
Extraction de l'œil	1
Staphylome opaque de la cornée :	
— conique	6
A reporter	208

Report	208
Staphylome sphérique	28
— — partiel	2
— — globuleux	2
— opaque en certains points et pellucide en d'autres	4
— pellucide	5
— de la cornée et de la sclérotique	3
— de la sclérotique	3
Occlusion incurable de la pupille : déplacement et adhérence de cette membrane, altération des milieux de l'œil, varia	14
Hydrophtalmie	1
	270

En outre, le tremblement de l'iris s'est rencontré 4 fois : chez 2 amaurotiques et dans 2 cas de staphylome pellucide, dont l'un était survenu à la suite de l'opération de la cataracte.

a.—L'atrophie, c'est-à-dire la diminution ou l'absence totale des humeurs de l'œil, accompagnée du resserrement de ses membranes, présente des degrés bien différents, suivant qu'elle a été ou non précédée de la fonte de l'œil, et suivant que cette fonte a eu lieu dans l'enfance ou dans l'âge adulte.

Ainsi, quelquefois le globe oculaire est seulement moins saillant, son volume et sa consistance ont légèrement diminué, mais il n'en résulte pas de difformité très-apparente et, s'il n'existe pas d'autre lésion, la vision peut n'être pas totalement abolie. — D'autrefois les paupières sont moins entr'ouvertes, la cornée est très-petite, opaque. La forme de l'œil est modifiée ; il est aplati, bosselé et présente deux dépressions se coupant assez régulièrement à angle droit et qui résultent, ainsi que les bosselures, de ce que la quantité des humeurs ayant diminué, la coque de l'œil, au lieu d'être convexe dans sa partie antérieure, est devenue plane ou légèrement concave en même temps que les membranes se sont resserrées. Ce cas peut se produire quand l'atrophie, survenue par exemple à la suite d'opaçité de la cornée, devient complète, mais le plus souvent elle provient de ce que l'œil s'est vidé incomplétement à l'âge adulte. La difformité est déjà très-apparente, mais il ne résulte de l'atrophie à ce degré aucun accident, aucune douleur.

Mais si l'œil s'est vidé dans l'enfance, il s'affaisse, se plisse et se réduit à un très-petit moignon couvert d'une ou deux rides irrégulières qui conservent souvent une grande mobilité et présentent l'aspect blanchâtre de la sclérotique, la cornée ayant disparu complétement ou n'étant plus distincte; quant à la conjonctive qui a été fortement tuméfiée lors de la fonte purulente de l'œil, elle est revenue à l'état presque normal.

Les bords des paupières sont en contact, ces organes ont alors une trop grande étendue; il existe derrière elles un espace libre dans lequel elles ne trouvent pas d'obstacle au renversement, et il en résulte souvent un entropion de la paupière supérieure. Peut-être alors se passe-t-il quelque chose d'analogue à ce qu'a décrit, sous le nom d'entropion sénile, Middlemore, qui croit que les plis que forme nécessairement la paupière supérieure relâchée pressent sur le bord libre et en même temps attirent en bas par son poids le bord adhérent du cartilage tarse. Toujours est-il que, dans le plus grand nombre des cas d'atrophie complète de l'œil, cet entropion de la paupière supérieure se produit. Les cils sont logés derrière la paupière inférieure, l'irritent constamment, excitent la secrétion des larmes et entretiennent une sécrétion de mucosités extrêmement abondante. Mais la conjonctive s'habitue insensiblement à supporter le contact de ce corps étranger. Il n'existe point de douleur proprement dite. Un peu de cuisson plus ou moins vive, une sécrétion abondante et toujours gênante, sont les seuls accidents que l'on observe. Pour y remédier, les aveugles sont dans l'usage de se laver avec de l'eau fraîche plusieurs fois par jour. Des lotions fréquentes, rendues légèrement astringentes soit avec de l'acétate de plomb, soit avec du sulfate de zinc à faible dose, sont tout ce qu'il y a à faire en pareil cas.

Cette atrophie complète date le plus souvent de l'enfance, parce que c'est principalement à cet âge que le cristallin s'échappe avec les humeurs de l'œil, et surtout parce que les membranes ont une moindre résistance et s'affaissent plus complétement. Plus tard, si ce n'est à la suite d'accidents traumatiques, il est rare que la perforation de la cornée soit assez grande pour permettre à l'œil de se vider complétement, et l'atrophie se borne généralement au premier ou au second degré.

L'observation suivante, extraite du travail que j'ai entrepris en commun avec M. le docteur Follin, est un exemple curieux des altérations pathologiqnes que subissent les yeux atrophiés. — Elle a été recueillie sur un homme mort à 74 ans et devenu aveugle, très-probablement par suite d'ophthalmie, à l'âge de 20 ans. C'est à cette époque que, suivant l'expression de cet homme, l'œil gauche aurait coulé. L'examen de cet œil présentait seul de l'intérêt, l'œil droit n'offrait rien de particulier.

Le globe oculaire est sensiblement diminué de volume, bosselé. La cornée plus petite est opaque, grisâtre, aplatie. On y distingue à la circonférence externe un cercle blanchâtre, un peu plus en dedans, une zone bleuâtre, et tout à fait au centre, une tache blanche irrégulière. Le nerf optique est également diminué de volume et paraît, à l'œil nu, infiltré de graisse. La sclérotique semble épaissie et se détache assez facilement des parties sous-jacentes. En l'incisant partiellement, on trouve au-dessous d'elle une couche filamenteuse, d'un gris rougeâtre, peu vasculaire, et dont quelques fragments, soumis au microscope, ne laissent voir que des fibres de tissu cellulaire entremêlées de quelques rares globules de pigment. On ne distingue pas de vaisseaux.

En dedans, on trouve une coque osseuse qui s'étend en avant jusqu'à l'iris, et qui, en arrière, est perforée pour laisser passer une bandelette filiforme représentant le nerf optique.

La cavité de cette coque osseuse contient un liquide graisseux au centre duquel on distingue les restes de l'hyaloïde et du corps vitré aplatis.

En avant existe une capsule qui renferme un corps osseux, c'est le cristallin contre lequel adhère la face antérieure de l'iris, qui est unie à la face postérieure de la cornée.

b. — Les opacités complètes de la cornée, qui constituent une des lésions que l'on observe le plus souvent chez les aveugles, sont ordinairement, après quelques années, accompagnées d'un commencement d'atrophie; souvent, on ne distingue plus la cornée de la sclérotique que par l'aspect crayeux et moins uni qu'elle présente.

En perdant sa transparence, la cornée a augmenté d'épaisseur et de consistance. Sa vitalité, l'ensemble de sa contexture est tout à fait différent de ce qu'on observe dans l'état sain. Aussi, est-elle plus difficile à inciser et plus exposée à la fonte purulente, quand elle devient le siége d'une lésion traumatique quelconque. Les inégalités de sa surface, les germes d'irritation qui s'y maintiennent assez souvent, quand l'atrophie ne s'est pas déclarée, font qu'il n'est pas très-rare de voir l'œil dans cet état atteint d'une inflammation franchement aiguë et la cornée, quoiqu'opaque, s'ulcérer.

La tache sénile, appelée aussi gérontoxon, anneau ou arc grisâtre, qui chez les vieillards entoure la circonférence de la cornée et n'a ordinairement que 2 ou 3 millimètres de largeur, tend à prendre une étendue plus grande chez l'aveugle, encore bien qu'il ne soit pas avancé en âge et quelle que soit d'ailleurs la cause de la cécité. Ce cercle sénile peut être assez étendu pour occuper le quart ou le tiers de la cornée.

On voit quelquefois survenir en même temps chez les amaurotiques, vers le centre de la cornée, une tache terne ou grisâtre, plus ou moins étendue, qui présente une grande analogie d'aspect avec la précédente et sur laquelle nous reviendrons dans l'étude de la cécité amaurotique.

c. — *Des staphylômes de la cornée et de la sclérotique.* — Le staphylôme sphérique de la cornée est de beaucoup le plus fréquent. Il est généralement causé par des ophthalmies survenues dans l'enfance. La variole, ainsi qu'on le verra, en est moins souvent la cause. Il donne rarement lieu à des troubles fonctionnels, s'il ne dépasse pas sensiblement le niveau des paupières. Lorsqu'il les dépasse, il peut, au contraire, occasionner de la gêne et même de la souffrance. Incessamment exposée au contact de l'air et irritée par les mouvements des bords palpébraux, la tumeur est enflammée. Les causes qui ont produit le staphylôme sont ranimées par cette inflammation; la phlegmasie peut passer à l'état franchement aigu et la fonte purulente peut s'en suivre. Mais si cet accident n'a pas lieu dans les premières années qui suivent l'apparition du staphylôme, s'il n'a pas été déterminé par quelque contusion, il est rare qu'il se produise. L'inflammation, la douleur et tous les accidents diminuent, et le staphylôme, quoique volumineux, finit souvent par n'occasionner d'autre inconvénient que celui de la difformité.

Toutefois, l'œil reste ordinairement rouge, humide; les cils, principalement ceux de la paupière supérieure, sont collés sur le staphylôme et l'irritent. La conjonctive oculaire, plus apparente, plus épaisse, paraît s'être distendue outre mesure et se plisse facilement. Des adhérences partielles s'établissent vers les angles, soit entre les paupières elles-mêmes, soit avec le globe de l'œil. Une sécrétion plus abondante de larmes et de mucosités accompagne ordinairement cet état qui, je le répète, n'est pas généralement douloureux après quelque temps et tend à le devenir de moins en moins.

J'ai déjà rencontré trois fois, et deux de ces exemples se trouvent actuellement à l'hospice, une variété de staphylôme opaque sphérique qui n'est point indiquée par les auteurs. C'est un petit staphylôme globuleux, étranglé à sa base, et qui présente à la partie inférieure un sillon dans lequel la paupière inférieure est, pour ainsi dire, immobilisée. L'un de ces cas était la suite d'une opération de cataracte pratiquée par la kératotomie inférieure. Ce staphylôme, peu volumineux, n'était accompagné d'aucun accident.

Le staphylôme opaque, de forme conique, est beaucoup plus rare que le staphylôme sphérique. On le rencontre une fois sur sept ou huit staphylômes opaques de la cornée; toujours moins volumineux, il est complétement opaque, indolent et n'entraîne pas d'autre inconvénient qu'une légère conjonctivite peu douloureuse. Ordinairement les aveugles qui en sont atteints ne distinguent pas même le jour de la nuit; dans le staphylôme sphérique, au contraire, la vision n'est pas totalement abolie.

On admet généralement que l'opération du staphylôme opaque est formellement indiquée lorsque le staphylôme, empêchant la vision, est une cause continuelle de douleurs et d'inflammation, ou lorsqu'étant indolent, le malade veut être débarrassé de son infirmité, parce que, si alors on fait une opération de complaisance, elle est néanmoins sans gravité et du nombre de celles que le chirurgien peut pratiquer sans être taxé de témérité.

Cette pratique, très-rationnelle quand un des yeux seulement est perdu et qu'on se propose de le remplacer par un œil artificiel, ne nous paraît pas devoir être suivie chez les aveugles; car, après quelque temps, les douleurs deviennent supportables et finissent même dans un grand nombre de cas par disparaître complétement, à tel point que, sur plus de quarante aveugles affectés de staphylôme opaque de la cornée, je n'en trouve pas un seul qui se plaigne de douleur. Une opération peut avoir pour effet de faire perdre à l'aveugle un faible *point de vue* qui existerait encore sur l'autre œil: dans la majorité des cas, elle aura le grave inconvénient de lui enlever la faculté de distinguer le jour de la nuit, faculté qui n'est point abolie dans le plus grand nombre des staphylômes; et cette seule perception de la lumière est pour l'aveugle une grande jouissance qu'il faut lui conserver à tout prix. Chez les individus privés de la vue, on n'a pas les mêmes raisons ni souvent le même espoir de faire disparaître complétement

ment la difformité. Enfin, je dois ajouter que tous les aveugles que j'ai observés et chez lesquels on avait pratiqué cette opération, m'en ont manifesté le regret. En tout cas, il ne faudrait en venir à cette extrémité qu'après avoir essayé tous les moyens de calmer les douleurs et notamment après l'emploi des cautérisations; mais, je le répète, cette nécessité doit se présenter bien rarement chez les aveugles, après quelques années, et je ne l'ai point encore observée.

d. — Le staphylôme pellucide n'est pas aussi rare qu'on le pense, surtout si l'on comprend sous ce nom tous les cas dans lesquels la cornée a conservé sa transparence, sinon totalement, au moins dans la plus grande partie de son étendue. En l'entendant ainsi, on en trouve actuellement neuf cas aux Quinze-Vingts, et il en est cinq dans lesquels la cornée a conservé toute sa transparence et ne présente point au sommet l'opacité légère que Scarpa, Demours et M. Sichel ont signalée à tort comme existant souvent.

De même que le précédent, ce staphylôme peut être conique ou sphérique. Cette dernière forme est celle que j'ai observée le plus souvent. Il est rare que son volume soit suffisant pour empêcher l'occlusion des paupières. Le staphylôme pellucide se rencontre principalement chez les amaurotiques ou à la suite des opérations de cataracte. Je l'ai vu survenir insensiblement, sans aucune cause appréciable, sur les deux yeux d'un homme amaurotique depuis longues années, et jouissant d'une santé parfaite.

Dans tous les cas que j'en ai observés, il n'occasionnait aucun accident, pas même une légère conjonctivite, quoique, dans deux de ces cas, il eût acquis un volume exceptionnel. Ce fait prouve, soit dit en passant, que dans le staphylôme opaque la gêne occasionnée par le frottement des paupières n'est pas l'unique cause de la conjonctivite qui l'accompagne généralement.

e. — Le staphylôme de la sclérotique est également plus fréquent qu'on ne le croit; il en existe actuellement aux Quinze-Vingts six cas, dont trois sont accompagnés de staphylôme de la cornée. Le staphylôme partiel antérieur, celui que l'on constate le plus aisément, nous a paru exister plus souvent au-dessus de la cornée qu'au-dessous de cette membrane. Généralement peu volumineux, il peut, s'il est réuni au staphylôme de la cornée, acquérir un volume considérable. Chez une femme âgée de trente-neuf ans, devenue aveugle à l'âge de six mois, par suite d'une ophthalmie purulente, et chez laquelle l'œil droit s'est vidé, on voit au niveau de la paupière supérieure gauche une tumeur globuleuse ayant le volume d'une grosse noix, un peu étranglée à sa base, surtout à la partie inférieure. A travers la paupière supérieure, dont la peau est distendue et qui n'est pas adhérente à la tumeur, on aperçoit les mouvements fréquents et en quelque sorte convulsifs (nystagmus) de cet appendice, suivant les mouvements du globe oculaire. Les bords des paupières sont en contact immédiat; il s'est établi entre la base de la tumeur et le bord libre de la paupière supérieure des adhérences qui s'opposent à ce que cette paupière puisse être relevée. L'aspect de la tumeur et sa consistance ne permettent pas de douter qu'il s'agit d'un staphylôme énorme de la sclérotique et très-probablement d'une partie de la cornée. La grande difformité qui en résulte pouvait donner la pensée d'une amputation ou tout au moins d'une ponction; mais cette femme assure que cette tumeur a toujours été à peu près de la même grosseur, et, en tout cas, elle n'a point augmenté depuis plusieurs années que nous connaissons cette aveugle. Elle ne lui cause aucune douleur, et, à travers cette tumeur et la paupière supérieure qui la recouvre, cette femme peut encore non-seulement distinguer le jour de la nuit, mais même entrevoir les ombres des corps qui sont très-rapprochés d'elle; et, selon toute probabilité, une opération lui ferait perdre ce faible reste de la faculté visuelle qui, encore une fois, est pour l'aveugle autrement important qu'une difformité, quelque prononcée qu'elle soit.

Le staphylôme de la sclérotique, après avoir acquis assez rapidement le volume qu'il doit prendre, reste stationnaire et ne cause généralement ni douleur ni conjonctivite.

f. — *Dégénérescences cancéreuses.* — On s'attend peut-être à ce que les dégénérescences cancéreuses des yeux sont fréquentes chez les aveugles, et quelques auteurs paraissent le croire; ainsi, dans son traité de pathologie chirurgicale, M. le professeur Nélaton (1), parle, à l'occasion de la gravité du pronostic du staphylôme opaque de la cornée, des dégénérescences qui peuvent l'accompagner et lui succéder. Je n'ai cependant vu aucun fait qui fût de nature à me faire partager cette opinion. Je ne connais qu'une aveugle chez laquelle on a pratiqué l'extraction à peu près complète de l'œil pour un prétendu cancer ulcéré de cet organe.

L'opération a été faite par un chirurgien habile, il y a environ trente ans, sur une femme qui est âgée aujourd'hui

(1) Nélaton, *Éléments de pathologie chirurgicale*, t. III, p. 100.

de plus de cinquante ans. Il n'y a pas eu de récidive. Or, la pratique habituelle et les relevés de M. Lebert, montrent qu'après les opérations les mieux faites, la récidive a eu lieu au bout de 6, 8 ou 10 mois, rarement au bout de quelques années, Il est donc infiniment probable qu'il s'agit d'une de ces erreurs qui doivent être très-fréquentes, dont M. Gosselin (1) cite un exemple, et que l'œil enlevé comme cancéreux présentait simplement un staphylôme de la sclérotique.

Dans les cas d'amputation de staphylôme de la cornée que j'ai observés chez les aveugles, l'opération avait été faite, quand un œil seulement était perdu, soit dans le but d'appliquer un œil artificiel (j'ai même vu un cas où cette opération, par la phlegmasie qui se développa à sa suite sur l'autre œil, fut la cause de la cécité), soit parce que le staphylôme déterminait de la douleur, mais le plus souvent par suite d'un simple caprice du malade. Il ne paraît pas que la dégénérescence ait été le véritable motif de l'opération, ou, en tout cas, les craintes auraient été peu fondées, car l'absence de récidive après l'opération éloigne nécessairement toute idée de cancer. Sur plus de quinze cents individus atteints de cécité complète ou incomplète, je n'ai pas rencontré un seul cas de cancer des yeux, et je me crois autorisé à affirmer que les yeux des aveugles ne sont pas plus souvent que les autres affectés de productions cancéreuses.

g. — Quand la cornée est complétement opaque, un commencement d'atrophie de l'œil ne tarde pas généralement à survenir, et, quelle qu'ait été la cause de la cécité, toute douleur ne tarde point dès lors à disparaître. Mais si la

(1) Denonvilliers et Gosselin, *Traité théorique et pratique des maladies des yeux*, p. 604.

cornée est restée plus ou moins transparente, souvent l'atrophie ne se manifeste pas ; si la cécité est due à une occlusion jugée incurable par suite de ses complications comme, par exemple, d'adhérences de l'iris à la cornée ou au cristallin devenu opaque, il peut arriver que l'ophthalmie profonde subsiste encore pendant longtemps après la perte de la vision. Elle peut d'ailleurs être surexcitée par les nombreuses opérations tentées avec plus ou moins de raison pour rendre la vue.

Si l'atrophie ou la fonte de l'œil n'en ont point été la conséquence, il est fréquent que l'aveugle éprouve alors, pendant de longues années des douleurs orbitaires et circum-orbitaires, qui semblent dépendre principalement de l'inflammation subaiguë de l'iris, et sont analogues à celles que l'on observe à la suite des opérations de cataracte par abaissement. Le traitement à suivre est celui des ophthalmies profondes à forme subaiguë ; mais j'ai renoncé à employer les collyres belladonés qui ne réussissent pas dans ce cas et augmentent quelquefois la souffrance : cela tient peut-être à ce que cette substance tend à déterminer dans l'iris un travail de dilatation rendu impossible par les adhérences. Les collyres opiacés n'ont pas le même inconvénient.

h. — La conjonctivite chronique et ses complications sont, on le conçoit aisément, d'une fréquence excessive chez les aveugles. Elle réclame le traitement ordinaire des conjonctivites ; mais, en raison des causes qui l'entretiennent et des prédispositions à une inflammation oculaire, elle résiste opiniâtrément à tout traitement. La conjonctivite paraît d'ailleurs être moins douloureuse que chez les voyants, et l'on ne saurait croire combien d'aveugles atteints de cette affection avec ou sans granulations en éprouvent à peine une légère incommodité et ne s'en plaignent pas ; une sécrétion abondante de larmes et de mucosités est le seul accident que leur causent ces conjonctivites, même quand elles sont compliquées de granulations.

La tumeur lacrymale à ses divers degrés se rencontre assez souvent chez les aveugles, On le conçoit aisément pour tous les cas où il y a conjonctivite, l'inflammation se propageant facilement dans une muqueuse qui se continue sans interruption du nez et des paupières aux voies lacrymales; mais je l'ai aussi observée un certain nombre de fois chez des amaurotiques chez lesquels il n'existait aucune lésion appréciable.

i. — L'union incomplète des paupières, soit entre elles, soit avec le globe oculaire, est une complication fréquente de la cécité. L'ankyloblépharon complet est même loin d'être aussi rare qu'on le croit généralement, et survient principalement à la suite de la fonte purulente, surtout si l'œil s'est vidé dans les premières années de la vie, et aussi à la suite des accidents traumatiques.

Parmi les quatre exemples d'ankyloblepharon complet qui se trouvent actuellement aux Quinze-Vingts, et qui sont compliqués d'atrophie complète de l'œil, deux sont survenus à la suite de brûlures ayant eu lieu dans les premières années de la vie. Un tissu cicatriciel s'est formé à la place de la paupière supérieure, et présente en haut d'un espace triangulaire deux ou trois petits orifices pour le passage des larmes.

Le troisième cas s'est produit à la suite de l'ophthalmie variolique à l'âge de 3 ans. Les deux paupières sont unies entre elles à l'aide d'une membrane intermédiaire parfaitement distincte, pouvant avoir environ un centimètre de hauteur, insérée immédiatement en arrière des points lacrymaux et existant dans toute l'étendue de l'ouverture palpétrale. Vers le milieu de cette membrane est un petit pertuis que l'on découvre difficilement et qui permet le passage des larmes.

L'autre cas est relatif à un homme qui n'est devenu aveugle qu'à l'âge de 39 ans, par suite d'une ophthalmie violente qui a amené rapidement la fonte des yeux. Il ne présente de différence avec le précédent qu'en ce que, du côté gauche, la paupière supérieure est en un point adhérente au moignon, et qu'il m'a été impossible, quelque soin que j'y aie mis, de découvrir aucun orifice, par lequel puissent passer les larmes.

J'ai essayé d'introduire un très petit stylet d'Anel dans les points lacrymaux encore visibles. Je n'ai point pu le faire pénétrer à plus de quelques millimètres.

J'ai également essayé, à l'aide de la seringue d'Anel, de pousser une injection par les points lacrymaux inférieurs; il m'a été également impossible de faire pénétrer le liquide. Les conduits lacrymaux et probablement le canal nasal sont donc oblitérés, et l'on devait s'attendre à ce que la sécrétion lacrymale donnerait lieu à quelques accidents. Nous avons dit en effet que la production des larmes n'est pas diminuée par cela même qu'il y a atrophie complète de l'œil, qu'au contraire elle est augmentée; ce qui tient sans doute à l'entropion de la paupière supérieure et à la conjonctivite, qui, il est vrai, n'existent pas dans l'ankyloblépharon complet.

Il n'en est pas moins remarquable que dans tous les cas d'ankyloblépharon complet, que nous avons observés, la sécrétion des larmes a pour ainsi dire cessé totalement.

En frictionnant légèrement les paupières, en irritant à l'aide d'un stylet la membrane intermédiaire qui les unit, j'ai vu seulement paraître un peu d'humidité, mais jamais ces aveugles n'ont les yeux mouillés par les larmes. Celui dont j'ai parlé en dernier lieu croit seulement se rappeler que dans les premiers temps ses yeux pleuraient souvent; mais actuellement et depuis longtemps déjà ils ne sont jamais humides, et l'on peut dire que la sécrétion lacrymale est réellement supprimée. On ne peut nier, et c'est pour cela que j'ai insisté sur ce fait qu'il y a là un argument sérieux en faveur de l'opération de la fistule lacrymale par l'oblitération du sac, procédé que l'on cherche depuis plusieurs années à remettre en honneur.

j. — *Du clignotement.* — Quelle qu'ait été la cause de la cécité, il est général que, chez les aveugles, les paupières et principalement la paupière supérieure sont agitées de ces mouvements vifs et passagers désignés sous le nom de clignotement. Je l'ai observé dans plus de la moitié des cas. Le clignotement accidentel qui a pu exister sous l'influence de la photophobie, d'une conjonctivite, de la présence d'un corps étranger sous les paupières ou dans les membranes de l'œil, a sans doute fait contracter aux paupières cette habitude vicieuse; toutefois, je l'ai aussi rencontré un grand nombre de fois chez les amaurotiques, à ce point même que je serais disposé à considérer ce phénomène comme étant d'un fâcheux augure dans le pronostic de l'amaurose.

k. — Le nystagmus consiste, comme on sait, en une contraction désordonnée des muscles oculaires qui imprime pendant la veille un mouvement continuel aux deux yeux. MM. Denonvilliers et Gosselin pensent qu'il coïncide souvent avec la cataracte congéniale. Je ne puis rien dire à cet égard, car je n'ai vu que quelques cas de cataracte congéniale, et il s'y était joint d'autres lésions à la suite des opérations pratiquées.

Mais on admet généralement, et Boyer émet cette opinion, que le nystagmus se rencontre presque toujours chez les aveugles-nés; il y a là une erreur ou plutôt un malentendu. La cécité réellement congéniale est, ainsi qu'on le verra, assez rare, et parmi les aveugles véritablement aveugles-nés qui sont à l'hospice, il n'en est qu'un qui soit atteint de nystagmus; mais ces convulsions du globe nous ont paru exister souvent chez ceux dont la cécité remonte aux premières années de la vie ou à l'adolescence; plus tard elles sont rares. A la suite de la fonte de l'œil le moignon est très-souvent agité de ces mouvements convulsifs.

l. — De la photophobie. — Un fait des plus curieux à noter est la photophobie qu'éprouvent quelques aveugles. Parmi ceux qui distinguent encore le jour de la nuit, il en est qui fixent hardiment le soleil et d'autres auxquels le grand jour cause une douleur atroce. Chez un amaurotique présentant tous les signes d'une amaurose asthénique déjà ancienne, et qui entrevoit seulement le jour, cette photophobie est telle qu'il se couvre constamment les yeux de façon à ne laisser pénétrer aucun rayon de lumière, et qu'il faut pour lui entrouvrir les paupières autant d'effort que dans certaines ophthalmies scrofuleuses.

J'ai observé aussi la photophobie, mais à un moindre dégré, chez un autre amaurotique chez lequel la vision était complétement abolie. Si, comme il est rationnel de l'admettre, la photophobie est due à la sensibilité exagérée de la rétine, il est curieux de voir que cette membrane, qui n'est plus impressionnée par la lumière de façon à nous donner la connaissance des corps, soit encore assez sensible à l'influence de son excitant naturel pour faire éprouver une douleur violente. Quoiqu'il n'existât dans les deux cas ci-dessus aucune lésion appréciable des centres nerveux, on serait disposé à croire que l'obstacle à la vision est situé au delà de la rétine.

Il est au moins aussi curieux d'observer cette photophobie chez les aveugles chez lesquels l'organe de la vue est détruit. Chez un homme devenu aveugle dans la première enfance, chez lequel les yeux se sont vidés et les paupières s'ouvrent à peine, le grand jour cause des douleurs assez vives dans le fond de l'orbite et dans la tête.

Ce sont là, il faut le dire, des exemples exceptionnels, car ordinairement dans ce cas les aveugles n'ont connaissance du soleil que par l'impression de chaleur qu'ils ressentent, mais ils n'en sont pas moins extrêmement curieux.

V.

Cécité variolique.

Série A. 229 aveugles...	154 hommes......	21	28 ou 12.2 pour cent
	75 femmes......	7	
Série B. 939 aveugles,..	628 hommes......	49	75 ou 8 pour cent.
	311 femmes......	26	
Série C. 888 aveugles...	580 hommes......	103	159 ou 17.9 pour cent.
	308 femmes	56	

La cécité variolique se rencontre donc 29 fois sur 229 aveugles de l'hospice formant la série A; 21 fois sur des hommes et 7 fois sur des femmes. J'ai compris dans ce nombre trois cas d'ophthalmie qui ont eu leur début dans la variole, mais n'ont amené la cécité que longtemps après. La variole et les exanthèmes aigus en général tendent à hâter le développement des affections scrofuleuses. Dans ces trois cas, la scrofule a donc joint son influence à celle de l'éruption variolique; mais ces ophthalmies chroniques, qui plus tard ont produit la cécité, ayant eu leur point de départ dans l'éruption, n'en étant qu'une conséquence, j'ai cru devoir les ranger dans la cécité variolique et j'ai fait de même pour les autres séries. Je puis ainsi affirmer que le nombre des individus devenus aveugles par suite de la variole est plutôt augmenté que diminué. Les aveugles figurant dans cette série A sont généralement des vieillards; il n'en est que 4 ou 5 seulement qui aient moins de 50 ans et beaucoup ont dépassé 65 ans.

La deuxième série B présente une différence sensible avec la première. Les aveugles qui y figurent sont pris à des âges divers, cependant il en est peu qui n'aient dépassé 25 ou 30 ans.

Quant à la troisième série, portant sur les anciens pensionnaires de l'hospice décédés dans ces trente dernières années, elle a donné, ainsi qu'on pouvait s'y attendre, une proportion beaucoup plus forte (18 pour cent) en faveur de la variole.

Il s'agit maintenant de comparer ces résultats à ce qui se passait jadis et d'en tirer les conséquences qui en découlent naturellement.

En compulsant les statistiques faites dans les divers Etats de l'Europe sur les aveugles, M. Caron du Villars (1)

(1) Caron du Villars, *Guide pratique pour l'étude et le traitement des maladies des yeux*, t. II, 1838.

a trouvé qu'avant la découverte de Jenner, sur cent cas de cécité, trente-cinq reconnaissaient pour cause la petite vérole et ses conséquences. Ce résultat est celui auquel on est également arrivé dans d'autres pays ; il ne peut faire l'objet d'un doute, et en 1810, alors que l'institut des Jeunes-Aveugles était réuni aux Quinze-Vingts et que déjà la vaccine commençait à faire sentir son influence à Paris, tout au moins sur l'enfance, Bélivier, chirurgien de l'hospice des Quinze-Vingts, trouva que la cécité variolique s'élevait encore à plus de 26 pour cent.

Or, aujourd'hui le nombre des individus devenus aveugles par la variole ou par ses suites est, dans l'hospice, de 12 pour cent au plus ; mais il est important de rappeler que ce sont, pour la plupart, des vieillards nés, à de très rares exceptions près, avant que la vaccine ne fût usitée. Il est ainsi permis d'affirmer que cette proportionnalité est beaucoup trop élevée et tient à des conditions particulières. Et la preuve, c'est que, dans la deuxième série formée d'individus pris aux divers âges de la vie, mais généralement après 25 ans, la proportion n'est plus que de 8 pour cent. Mais il y a plus ; ce chiffre lui-même est probablement encore exagéré, car sur les 150 élèves de l'Institution (1) il y en aurait seulement 5 ou 6, d'après ce que nous a dit M. le Dr Alibert, médecin de cette Institution ; et parmi les nombreux aveugles qui se présentent journellement aux Quinze-Vingts, il est extrêmement rare d'en rencontrer, chez les enfants, qui doivent leur infirmité à

(1) J'avais demandé à M. Boué, directeur de l'Institution des Jeunes Aveugles, ancien directeur de la maison de Charenton, l'autorisation d'examiner les élèves de l'Institution ; mais après y avoir donné son consentement, il a trouvé, un mois plus tard, des obstacles imprévus qui ont dû me faire renoncer à ce projet.

cette cause, à ce point que sur 33 enfants aveugles au-dessous de 10 ans, (observés, il est vrai, à Paris) je n'en ai pas noté un seul.

Il est d'ailleurs important de tenir compte de l'âge auquel survient généralement cette cécité et de consulter le tableau suivant.

		AGE.										
		De 0 à 1.	De 1 à 2.	De 2 à 3.	De 3 à 4.	De 4 à 5.	De 5 à 10.	De 10 à 15.	De 15 à 20.	De 20 à 30.	De 30 à 40.	Au delà de 40.
122 aveugles par variole.	80 hommes	4	5	12	17	20	16	2	1	1	1	»
	43 femmes.	2	5	7	10	4	9	5	»	»	1	»
		6	10	19	27	24	25	7	1	1	2	0

Avant 5 ans............... 86
Avant 10 ans............... 111
Avant 15 ans............... 118

Ainsi, sur 122 aveugles devant leur infirmité à la variole, pris au hasard, par ce seul motif que j'ai connu avec certitude l'âge exact auquel était survenue la cécité, on en trouve 86 qui ont eu cette éruption avant l'âge de 5 ans; 25 autres, avant l'âge de 10 ans, et 7 autres, avant l'âge de 15 ans. 4 seulement, sur 122, ont été atteints après 15 ans. J'ai obtenu avec les autres aveugles par variole un résultat analogue, mais je n'ai pu les faire figurer dans ce tableau, parce que l'âge auquel avait eu lieu l'exanthème n'était connu qu'à quelques années près.

C'est donc dans les premières années de la vie que la cécité est le plus souvent la conséquence de la petite vérole,

On sait que l'enfance, à partir de six ans, est plus que tous les autres âges exposée à la variole, mais la cécité résulte plus souvent de cet exanthème avant cet âge que plus tard. En tenant compte du nombre moindre d'éruptions varioleuses dans les premières années de la vie, on peut donc dire que la cécité est d'autant plus à craindre que le sujet atteint de variole est plus jeune. — On voit d'autre part que, passé 15 ans, la privation de la vue est très-rarement la conséquence de l'éruption varioleuse.

Sur tous les aveugles devant leur infirmité à la petite vérole, que nous avons observés, aucun n'avait été vacciné d'une manière efficace. L'un d'eux affirme bien qu'il a été vacciné en 1801, mais un examen attentif ne nous a permis de constater aucune trace de cicatrice; il en a été de même de deux autres. On conçoit toute l'importance de ce dernier fait.

Or, actuellement, d'après une organisation que l'on ne saurait trop louer, les enfants ne peuvent être admis dans aucun établissement public (salle d'asile, école, etc.), sans un certificat de vaccine. Les parents pauvres sont excités, par l'attrait d'une prime, à faire vacciner promptement leurs enfants. Ces enfants ne sont donc plus, à de rares exceptions près, exposés dans les premières années de la vie à cette cause de cécité, et en admettant que plus tard ils négligent de se faire revacciner, ils n'en seront pas moins préservés, parce que la cécité n'est presque jamais le résultat de la variole qui se déclare passé l'âge de 15 ans et que d'ailleurs l'éruption qui survient chez les sujets vaccinés est généralement discrète.

Il résulte de ce qui précède que la cause de la cécité, qui était la plus fréquente au commencement de ce siècle, a suivi depuis la découverte de Jenner une progression rapidement décroissante, que cette variété ne se rencontre plus en France chez les jeunes aveugles qu'en très-petit nombre, et on est autorisé à croire qu'à la fin de ce siècle elle aura pour ainsi dire disparu en France et ne se produira plus que comme une exception capable d'attirer la curiosité des médecins qui nous suivront.

Chez les aveugles âgés de plus de 60 ans, cette cécité se rencontre 12 fois sur cent, mais sur les adultes elle n'existe plus que dans la proportion de 8 pour cent, et enfin sur les enfants on la rencontre au plus 3 fois sur cent. En établissant une moyenne rationnelle, on est autorisé à croire qu'à l'époque actuelle, sur 100 aveugles de tout âge, il ne s'en trouve environ que 7 pour cent. Et comme d'après les statistiques certaines, il y en avait 35 sur cent au commencement du siècle, la diminution aurait été d'environ 28 pour cent ou plus du quart. Or, rien ne donnant à penser que les autres causes de la cécité aient augmenté de fréquence d'une manière sensible, il en résulte que finalement le nombre total des aveugles doit avoir diminué en France sous la seule influence de la vaccine d'environ 28 pour cent, c'est-à-dire de plus du quart.

Je livre ces considérations aux réflexions des détracteurs de la vaccine. La découverte de la vaccine n'eût-elle eu que ce résultat, qu'à lui seul il suffirait pour immortaliser le nom de Jenner.

La cécité variolique est une des variétés les plus affreuses, car elle est presque toujours accompagnée d'une hideuse destruction de l'organe et de la figure humaine.

Dans certains cas les paupières plus ou moins dépourvues de cils sont rouges, éraillées, et ont contracté vers les angles quelques adhérences partielles, soit entre elles, soit avec le globe oculaire. La cornée est plus ou moins opaque, plus rarement staphylomateuse, mais le plus souvent les yeux se sont vidés dans l'enfance. Il est rare que cet accident ne se soit pas produit sur les deux yeux, ou au moins sur un œil. L'atrophie qui en a été la suite est portée à ses dernières limites, et le moignon réduit à de si petites proportions, qu'on serait souvent tenté de croire que l'œil a été extrait. Il en résulte une excavation considérable au-dessous des bases orbitaires, le contact immédiat des bords palpébraux et l'entropion de la paupière supérieure que nous avons signalé comme une complication ordinaire de la fonte de l'œil survenue dans l'enfance.

L'atrophie complète de l'œil est tellement fréquente dans cette variété, que sur 48 yeux nous l'avons notée 34 fois, 8 fois l'opacité et 6 fois seulement le staphylome, mais cette dernière lésion avait existé dans d'autres cas et disparu par diverses causes.

Si l'œil ne s'est pas atrophié à la suite de l'éruption, il peut être pendant longues années encore l'occasion d'inflammations, de véritables abcès, plus fréquents dans cette variété que dans toute autre, se reproduisant de loin en loin et finissant par entraîner la fonte purulente.

On sait combien souvent les blépharites surviennent à la suite de la variole. Il en est de même chez les aveugles; je connais des vieillards qui en ont été affectés toute leur vie et chez lesquels il ne m'a point été possible, malgré tous les traitements usités en pareil cas, collyres astringents ou laudanisés, cautérisations, extraction des cils, etc., de faire disparaître ces excoriations et excavations superficielles qui produisent un aspect si désagréable.

VI.

Cécité ophthalmique.

Série A. —	154 hommes.....	43 aveugles par suite d'ophthalmie.			
— —	75 femmes......	18	—	—	
— B. —	628 hommes.....	189	—	—	
— —	311 femmes......	91	—	—	
	1,168 aveugles.....	341 par ophthalmie ou 29.1 pour 100.			

La série C (aveugles décédés) donne une différence en moins qui s'explique par le plus grand nombre de cécités varioliques que présente cette série.

Série C. —	580 hommes......	153 aveugles par ophthalmie.
— —	308 femmes.......	72 — —
	888 aveugles......	225 aveugles par ophthalmie ou 25.3 p. 100.

Ainsi, à l'époque actuelle les ophthalmies, diverses entrent pour plus du quart, soit 29, 1 sur cent dans les causes générales de la cécité.

La cécité ophthalmique se montre d'ailleurs avec une fréquence presqu'égale dans les deux sexes. Les femmes paraîtraient cependant y être un peu moins exposées: La proportion est de 28, 2 sur cent, tandis que chez les hommes elle est de 29, 6.

AGE.

CÉCITÉS OPHTHALMIQUES.	1re année.	De 2 à 5 ans.	De 6 à 10 ans.	TOTAL des dix premières années.	De 11 à 20 ans.	De 21 à 30 ans.	De 31 à 40 ans.	De 41 à 50 ans.	51 ans et au delà.
43 hommes..	9	4	2	15	5	7	9	6	1
18 femmes...	4	2	2	8	3	1	3	2	1
168 hommes..	41	18	17	76	16	12	24	18	22
87 femmes...	21	9	7	37	8	8	11	12	11
316 cécités.	75	33	28	136	32	28	47	38	35

Ainsi, sur 316 aveugles devant leur infirmité aux ophthalmies, il en est 136 qui ont été atteints de cécité dans les dix premières années de la vie, soit 43 sur cent, ou plus des deux cinquièmes. En supposant, ce qui est peu probable, que quelques cas de cécité congéniale aient pu être considérés par erreur comme étant survenus dans les premières années de la vie, on verra que le nombre des cas d'opacité congéniale de la cornée est trop restreint pour avoir pu rien changer au résultat indiqué.

L'enfance est donc l'âge où les ophthalmies présentent le plus de gravité, et il n'y a qu'à songer aux ophthalmies purulentes et aux ophthalmies scrofuleuses pour n'en être pas surpris. Il est surtout remarquable que, sur ce nombre de 316 aveugles, il en est 75, c'est-à-dire 24 pour cent, ou près du quart, qui ont été atteints de cécité dans la première année de la vie. L'ophthalmie purulente en est évidemment la cause, sinon unique, au moins la plus fréquente; et ainsi se trouve réfutée l'opinion de quelques auteurs, de M. le professeur Moreau entre autres, qui ont avancé que la conjonctivite purulente des nouveau-nés causait très-rarement la perte de la vue. L'erreur provient sans doute de ce qu'ils n'ont pensé qu'à l'ophthalmie des nouveau-nés parfaitement soignée et nullement à ce qui arrive dans les campagnes ou dans les familles pauvres.

On sait qu'il est des pays où cette maladie fait un bien plus grand nombre de victimes; il en est ainsi de l'Egypte et des contrées voisines, où l'ophthalmie purulente semble avoir toujours régné, ainsi que notre histoire en fait foi. Car nous voyons un de nos rois, saint Louis, ramener de la terre sainte trois cents malheureux aveugles, qui lui donnèrent l'occasion de montrer sa bienfaisance en créant l'hospice des Quinze-Vingts; et plus tard, pendant l'expédition d'Egypte, Larrey et Desgenettes purent étudier cette affreuse maladie qui décimait nos soldats.

L'extrême fréquence de la cécité ophthalmique dans la première année de la vie, et par suite la gravité des conjonctivites purulentes à cet âge, sont la seule conséquence que l'on puisse tirer du tableau précédent, parce qu'un grand nombre d'ophthalmies survenues dans l'enfance ou dans l'adolescence et incomplétement guéries, produisent souvent la cécité dix ou vingt ans plus tard et empêchent ainsi, que l'on ne trouve dans ce tableau, pour les périodes de la vie autres que l'enfance, des renseignements précis sur le degré de fréquence ou de gravité que présentent les ophthalmies aux divers âges.

Quant à rechercher les causes si diverses qui ont pu engendrer les ophthalmies ayant déterminé la cécité, après l'avoir essayé, j'ai dû y renoncer, à cause du peu de précision des renseignements qui m'étaient donnés sur la nature de l'inflammation, des circonstances si nombreuses, si variées et si difficiles à saisir dont il fallait tenir compte, professions, pays, lieux d'habitation, aisance ou misère, tempéraments, qu'il est impossible d'apprécier longtemps après l'accident, puisqu'ils ont pu se modifier, etc. Me réservant donc de traiter de l'influence de l'hérédité dans un paragraphe spécial, j'ai sur cette variété peu de chose à ajouter, à ce que j'ai dit des diverses lésions des yeux chez les aveugles.

C'est à la suite des ophthalmies que l'on observe le plus souvent les staphylômes chez les aveugles; on les rencontre environ dans le tiers des cas, 32 fois sur 107. Mais le nombre avait dû en être plus considérable, parce que chez quelques-uns le staphylôme avait pu disparaître.

L'ophthalmie profonde peut persister encore longtemps après la cécité, si la cornée n'est pas devenue complétement opaque et surtout si l'œil ne s'est pas atrophié. Ainsi que je l'ai dit, cette phlegmasie a été souvent surexcitée par les nombreuses opérations de pupille artificielle et autres, tentées inutilement pour rendre la vue. Il y a aux Quinze-Vingts un individu qui a subi 11 opérations de pupille artificielle; un autre a été opéré 7 fois. Il est alors fréquent que les aveugles présentent pendant longtemps tous les accidents des iritis et des ophthalmies profondes à forme subaiguë.

VII.

Cécité traumatique.

Sur 1,168 aveugles des deux sexes, j'en trouve 113 qui ont perdu la vue par suite d'accidents, c'est-à-dire 9.6 pour cent. Voici la fréquence relative de cette variété dans les deux sexes:

Hommes.	**Série A.**	— 154 aveugles.	17
—	— B.	— 628 —	89
		782 hommes.	106 cas de cécité traumatique ou 13.5 p. 100.

Femmes. Série A. — 75 aveugles. 2
— — B. — 311 5

386 femmes.. 7 cas de cécité traumatique ou 1.7 p. 100.

La cécité traumatique est donc, ainsi qu'on devait le prévoir, bien moins commune chez les femmes que chez les hommes, qui, par leurs fonctions journalières, sont plus exposés aux divers accidents pouvant l'occasionner et qui sont d'un ordre très-étendu.

Dans la série C, sur 888 aveugles décédés dans ces trente dernières années (580 hommes et 308 femmes), on observe la même différence entre les deux sexes. 65 hommes sont devenus aveugles par suite d'accidents, et seulement 3 femmes. Mais si la différence entre les deux sexes est aussi marquée que dans les deux autres séries, la proportionnalité chez les hommes est sensiblement diminuée; au lieu d'être de 13 pour cent, elle n'est plus que de 11.2. Ce fait nous porterait à penser que le nombre des cas de cécité traumatique tend à augmenter. Le développement imprimé dans ce siècle à l'exploitation des mines et des carrières en donnerait sans doute la raison.

C'est en effet l'emploi de la poudre à canon qui cause le plus souvent la cécité traumatique ; sur 106 hommes de cette catégorie, il y en a 60 qui sont devenus aveugles par suite d'explosion de mine. Ce sont, à deux ou trois exceptions près, des carriers ou des mineurs dans la force de l'âge, de 18 à 44 ans, et qui ont été cruellement punis de leur inexpérience ou de leur imprudence. Sur ces mêmes 106 cas, les armes à feu ont déterminé 10 fois la perte de la vue. On connaît le fait de cet officier qui, dans les journées de juin, reçut une balle à quelques millimètres en arrière de la commissure externe de l'un des yeux. Le projectile sortit à un pouce environ environ en arrière de la même commissure de l'œil opposé. La vue fut instantanément abolie.

Les brûlures qui ont lieu dans les deux sexes en nombre presque égal ne surviennent guère que dans l'enfance, et principalement dans les deux ou trois premières années de la vie. L'explosion d'un creuset en coulant de la fonte en a été une fois la cause. Chez deux enfants les brûlures avaient été produites par la chaux.

Les contusions peuvent produire la cécité de deux manières; soit, ce qui arrive rarement, en détruisant les deux yeux ; soit, ce qui est beaucoup plus fréquent, en déterminant sur l'autre œil une ophthalmie ou une amaurose. Ces derniers cas sont loin d'être rares et on ne peut en contester la réalité, mais ils ne présentent pas toujours un degré de certitude qui permette d'en dire le nombre avec exactitude : la scrofule, les prédispositions à l'amaurose pouvaient exister avant la contusion dont l'aveugle est disposé à exagérer l'influence.

Certains individus ont éprouvé dans le cours de leur vie deux accidents différents qui leur ont fait perdre successivement les deux yeux. Cela s'est produit trois fois chez des cantonniers ayant reçu à des époques différentes de la vie des éclats de pierre dans chaque œil. Un homme, devenu borgne à la suite d'une rixe, perd l'autre œil par un coup de corne de bœuf, etc.

Un cas de cécité traumatique qui mérite encore d'être cité est celui d'un serrurier qui, dans un accès de délire, se crève les deux yeux avec ses ongles.

Les brûlures et les explosions de mine produisent souvent une destruction complète des organes de la vue et de leurs dépendances. La difformité la plus grande en est ordinairement le résultat, puisque, sur les 19 cas de cécité traumatique qui se trouvent aux Quinze-Vingts, la fonte ou l'atrophie complète de l'œil en ont été 15 fois la suite. Des ectropions et des cicatrices vicieuses existent presque toujours : un délabrement horrible de la figure en est la conséquence.

VIII.

Cécité amaurotique.

Série A.	—	154 hommes........	56
—	—	75 femmes........	42
— B.	—	628 hommes........	266
—	—	311 femmes........	171
		1,168 aveugles.......	535 ou 45.8 pour 100.

L'amaurose est donc la cause la plus fréquente de la cécité. Sur cent aveugles on en trouve près de 46 qui doivent leur infirmité à cette maladie.

Sexe. Si l'on cherche la proportion relative de la cécité amaurotique dans les deux sexes, on arrive à un résultat très-différent chez les hommes ou chez les femmes.

Sur 812 hommes aveugles il y a 322 amaurotiques ou 39.6 sur 100.
Sur 386 femmes aveugles il y a 213 amaurotiques ou 55.1 sur 100.

Dans la série C qui, ainsi que je l'ai dit au commencement de ce travail, n'est pas le résultat de mon observation personnelle, j'avais trouvé 372 amauroses (221 hommes et 151 femmes), mais j'ai néanmoins laissé unies dans le premier tableau la cécité produite par cette cause et celle qui résulte de la cataracte, parce que, dans les certificats qui m'ont servi à établir cette série, ces deux mots se trouvaient souvent accolés l'un à l'autre, et qu'il ne m'a pas été possible de les désunir sans crainte de quelques erreurs. On voit d'ailleurs, en tenant compte du grand nombre de cécités varioliques qui se rencontrent dans cette série, que la proportionnalité ne peut pas s'éloigner sensiblement du résultat donné par les deux premières séries. En effet, sur 888 aveugles des deux sexes, 426 y figurent comme atteints d'amaurose ou de cataracte, et dans ce nombre se trouvent 173 femmes, sur un chiffre total de 308 aveugles du sexe féminin.

La cécité amaurotique est donc plus commune chez les femmes que chez les hommes, dans le rapport de 5 1/2 à 4 ; et le fait, indiqué par les auteurs, de la plus grande fréquence de l'amaurose chez la femme se trouve ainsi confirmé. Mais quelle en est la cause ?

Il était naturel de l'attribuer aux irrégularités du flux menstruel ; car on croit avoir remarqué qu'elle survient souvent à la suite d'une suppression des règles qui cause la congestion rétinienne, et c'est pour cette raison qu'elle serait plus fréquente au temps critique qu'à tout autre âge.

Mais l'extrême fréquence de la goutte sereine chez les femmes à cette période de la vie, ne prouve nullement l'influence de l'irrégularité des menstrues sur son développement, car la même fréquence exceptionnelle se montre à l'âge critique dans les deux sexes.

Quant à l'aménorrhée, nous n'avons rencontré qu'un petit nombre de femmes aveugles chez lesquelles l'amaurose, cause de la cécité, avait été précédée de la suppression des règles, et pour ces quelques cas où la suppression brusque des menstrues était indiquée comme ayant causé la cécité, et en général d'autres accidents concomitants, nous avons vu un très-grand nombre d'aveugles amaurotiques et nous en voyons encore chaque jour, chez lesquelles la régularité des menstrues a toujours été parfaite et n'a jamais laissé rien à désirer, avant comme après l'apparition de l'amaurose. Nous sommes donc convaincu que dans les cas où la suppression des règles est une cause d'amaurose, l'affection se borne généralement à une congestion plus ou moins forte de la rétine qui disparaît assez facilement, car on n'observe que rarement des aveugles amaurotiques chez lesquelles on puisse invoquer l'aménorrhée comme cause de la cécité.

AGE.

NOMBRE des AMAUROSES.	AMAUROSES congéniales.	CÉCITÉ SURVENUE						
		De 1 à 10 ans.	De 11 à 20 ans.	De 21 à 30 ans.	De 31 à 40 ans.	De 41 à 50 ans	De 51 à 60 ans.	De 61 ans et au delà.
56 hommes......	3	9	5	6	11	16	6	»
180 hommes......	11	22	16	22	34	54	18	3
42 femmes.......	3	2	3	8	8	12	5	1
127 femmes.......	8	6	12	17	27	38	16	3
405 amauroses....	25	39	36	53	80	120	45	7

Ce tableau n'indique pas l'âge auquel est survenue l'amaurose, mais bien l'âge plus certain auquel la cécité est devenue complète. La goutte sereine dure souvent de longues années avant de déterminer la cécité complète. J'en ai vu plusieurs qui avaient duré 20 et 30 ans avant d'amener ce résultat. D'autres fois, au contraire, la cécité est survenue brusquement sans lésion cérébrale appréciable, et ces exemples sont plus fréquents qu'on ne serait tenté de le croire, en lisant les auteurs, même ceux qui ont traité spécialement des maladies des yeux. Voici les plus curieux que j'aie observés :

Une fois c'est un jeune enfant qui devient aveugle subitement en se baissant. Un cordonnier, en train de travailler la nuit, est tout à coup obligé de cesser son travail parce qu'il n'y voit plus. Un individu en s'éveillant reconnaît qu'il est aveugle. Un autre le devient en traversant le boulevard. Un père fait sauter son jeune enfant, qui tombe brusquement sur les pieds, sans se faire aucun mal toutefois, et qui est instantanément privé de la vue.

Il résulte du tableau qui précède, que c'est à l'âge critique que se produit le plus souvent la cécité amaurotique; que la fréquence de cette variété suit, à partir de 20 ans jusqu'à 50, une progression assez régulière, et qu'enfin c'est après 60 ans qu'elle se produit le plus rarement, puisque, sur 405 cas observés sur des aveugles dont un grand nombre sont des vieillards, il n'est que 7 amauroses qui soient devenues complètes passé l'âge de 60 ans; et il faut ajouter que plusieurs d'entre elles avaient débuté longtemps avant cet âge. Après 70 ans, il ne s'en est pas trouvé d'exemple. On observera, en outre, que déjà après 50 ans la proportion est moins élevée que de 20 à 40 et de 40 à 50.

Il résulte d'abord de ce fait que, toutes choses égales d'ailleurs, le pronostic de l'amaurose sera plus grave à l'âge critique.

Il en résulte encore une conséquence pratique qui a son importance; c'est qu'une cataracte survenue après 60 ans et à plus forte raison après 70 ans, chez un individu doué jusqu'alors d'une bonne vue, donnera peu à craindre la complication de l'amaurose, et qu'au contraire avant cet âge on devra toujours redouter la coexistence de cette affection.

Professions. — On admet généralement que les professions ont une grande influence sur la production de l'amaurose, et l'on considère comme y étant particulièrement prédisposés, les joailliers, les horlogers, les graveurs, les peintres sur porcelaine, c'est-à-dire les états qui réclament une grande attention du sens de la vue, et aussi ceux qui nécessitent l'exposition prolongée des yeux à une lumière intense, à un feu ardent; par exemple, les forgerons, les verriers, etc.

J'ai dressé le tableau des professions exercées par 478 individus du sexe masculin, pris dans les trois séries ci-dessus, et n'étant devenus aveugles qu'à un âge qui leur avait déjà permis d'exercer un état et principalement un état manuel.

Avocats, magistrats, agents d'affaires	14
Médecins	5
Prètres, séminaristes	16
Instituteurs, professeurs	17
Hommes de lettres	5
Artistes peintres	3
— musiciens	3
Rentiers, sans profession	11
Domestiques, concierges	17
Architectes, conducteurs des ponts et chaussées	3
Employés de bureau	18
Marchands, commis	21
Imprimeurs	6
Tailleurs	19
Cordonniers	24
Selliers	3
Gaziers, passementiers, tisserands, ouvriers dans les filatures	24
Vanniers	1
Coiffeurs	13
Chapeliers	7
Tourneurs	6
Joailliers, bijoutiers, graveurs	4
Ferblantiers, chaudronniers, cloutiers	5
Mécaniciens, lampistes, monteurs en bronze	7
Forgerons, maréchaux, serruriers	18
Cuisinier	1
Menuisiers, ébénistes, charpentiers, tonneliers, sabotiers	48
Vitriers	1
Carrossiers, charrons	3
Maçons, scieurs de pierres	27
Journaliers, terrassiers, cultivateurs, vignerons	33
Charretiers, cochers	14
Militaires, gendarmes, gardes champêtres	33
A reporter	430

Report	430
Marins et douaniers	5
Vétérinaires, marchands de chevaux	3
Marchands colporteurs	2
Peintres en bâtiments	21
Teinturiers	7
Plâtriers	2
Boulangers, employés aux farines	8
	478

Je me borne pour les femmes à indiquer les professions exercées par les 42 amaurotiques qui résident à l'hospice, en faisant observer qu'il est presque impossible d'établir un tableau exact des professions des femmes, soit qu'occupées des soins du ménage, elles n'exercent qu'incomplétement leur état, soit, ce qui arrive souvent, qu'elles en changent : Couturières, lingères, etc., 8; employées de commerce, 2; dame de compagnie, 1; domestiques, 4; Cuisinière, 1; journalière, 1; blanchisseuse, 1; tisserane, 1; plumassière, 1; empailleuse, 1; marchandes, 4. Brunisseuse de bijoux, 1; s'occupant de leur ménage, 11; aveugles-nées ou aveugles dès l'enfance, 5.

Il suffira, je crois, de jeter un regard sur le tableau qui précède, pour s'assurer que l'influence que l'on attribue généralement à certaines professions sur la production de l'amaurose, n'est pas aussi fondée qu'on veut bien le dire, au moins en ce qui concerne la production de la cécité amaurotique dans notre pays. Je suis même porté à penser que tout ce qui a été dit à cet égard est purement théorique et doit être attribué à des idées préconçues. On conclut à l'influence des professions de forgeron, de verrier, etc., d'après l'effet que produit sur notre vue l'éclat d'un soleil ardent, et notamment d'après ce que nous savons d'un supplice terrible usité dans l'Inde, et qui consiste à placer le patient en face d'un miroir concave exposé aux rayons du soleil, jusqu'à ce qu'il soit devenu insensible à la lumière.

Mais y a-t-il là une analogie parfaite à établir avec les professions où nos ouvriers sont exposés à l'éclat d'un brasier ardent ?

Les mêmes causes ont été assignées avec de légères variantes, aux ophthalmies, à la cataracte et à l'amaurose. Mais, pour le cas qui nous occupe, est-ce bien la paralysie de la rétine qui doit survenir? Ne serait-ce pas plutôt une ophthalmie, iritis ou kératite, qui se développerait sous l'influence de cette sorte de cautérisation objective? On oublie aussi de tenir compte de l'habitude qui joue un si grand rôle dans l'histoire des sens.

Quoi qu'il en soit, d'ailleurs, de la valeur de ces objections, je n'ai point encore rencontré d'aveugles amaurotiques parmi les verriers; et parmi les forgerons, maréchaux, serruriers, etc., le nombre des aveugles amaurotiques est loin d'être excessif, ainsi qu'on a pu le voir. Il est un art qui a pris dans ces derniers temps une grande extension et qui réclame toujours une lumière assez vive, c'est la photographie : si l'on passe quelque temps dans un atelier de Paris convenablement disposé, on s'aperçoit combien cette lumière est désagréable et fatigante : il paraît cependant que les photographes s'y habituent aisément, car ils ne sont pas plus sujets que d'autres aux ophthalmies ou tout au moins à l'amaurose.

L'influence des professions, qui obligent à arrêter longtemps les yeux sur de très-petits objets, n'est pas mieux démontrée, mais n'en est pas moins généralement admise. Nous sommes naturellement portés à chercher des causes à l'amaurose. Nous les trouvons d'autant plus volontiers dans certains métiers, que notre attention est tournée de ce côté. On ne remarque pas tous les amaurotiques, en si grand nombre, pour lesquels on ne peut pas invoquer l'influence de la profession; mais on compte tous les cordonniers, tailleurs, peintres sur porcelaine qui se présentent à une consultation, avec les symptômes de l'amaurose. On oublie le nombre considérable des ouvriers qu'emploient quelques-unes de ces professions. La statisque générale de France, qui doit prochainement nous en faire connaître le nombre exact, n'est pas encore parue, mais on s'en fera aisément une idée, par ce fait qu'à Londres, d'après le recensement officiel fait en 1851, on comptait 15,395 cordonniers et 20,257 tailleurs.

En tout cas, on voudra bien remarquer que, sur les 478 aveugles ayant exercé une profession, il ne se trouve pas un seul horloger; et certes si notre raison nous porte à admettre une prédisposition, c'est bien chez ces ouvriers constamment armés d'une loupe, les yeux fixés sur des objets très-petits et ne pouvant travailler qu'à une lumière assez vive. Mais, d'après les renseignements que j'ai pris, il ne m'est pas possible de penser que je sois tombé sur une exception. Je crois pouvoir affirmer que, dans cette profession, les amauroses ne sont pas plus fréquentes que dans les autres. Mes informations ne portent pas seulement sur Paris, mais aussi sur les départements où il existe un grand nombre de fabriques d'horlogerie, ainsi que sur le canton de Genève. Plusieurs médecins, donnant habituellement leurs soins aux ouvriers horlogers de ces pays, n'ont point remarqué qu'il y eût un plus grand nombre d'amaurotiques parmi eux.

En résumé, si l'on admet que certaines professions exercent de l'influence sur le développement de l'amaurose, on sera forcé d'admettre en même temps, ou que cette influence est peu manifeste, ou que dans ces cas l'amaurose se borne à de l'amblyopie peu grave ou tout au moins guérissant presque toujours, puisque les ouvriers que l'on dit y être le plus exposés ne donnent pas une proportion plus élevée d'individus devenus aveugles par suite de cette maladie.

Mais en dehors du tableau ci-dessus, qui met le fait hors de doute, on en trouve une autre démonstration dans le grand nombre d'amaurotiques que l'on observe déjà parmi les enfants aveugles et que j'ai lieu de croire supérieur à 25 0/0, dans la plus grande fréquence de cette affection, chez les femmes et même chez les femmes du monde. Or, je le demande, quelle influence peuvent exercer les professions sur le développement d'une maladie qui existe déjà dans de telles proportions dans l'enfance, qui tend à se produire, à l'âge critique, avec une égale fréquence dans les deux sexes, et qui affecte plus souvent les femmes qui se livrent le moins à ces professions ?

Couleur de l'iris. — La couleur de l'iris prédispose-t-elle à l'amaurose ?

On a prétendu que les yeux à iris foncé y sont particulièrement prédisposés; cette opinion est admise, notamment par Beer et par M. Sichel. On expliquerait le fait par la plus grande sensibilité dont seraient doués ces yeux. Beer va même jusqu'à prétendre que sur 25 à 30 individus atteints d'amaurose, on en rencontre un seul à iris gris ou bleu et que tous les autres ont les yeux foncés.

Les résultats que j'ai obtenus diffèrent étrangement du chiffre donné par Beer. Sur 201 amaurotiques des deux sexes, chez lesquels j'ai noté la couleur de l'iris, j'en trouve 93 à iris clair et 108 ou un peu plus de la moitié à iris foncé; mais il est important de noter que j'ai attribué à cette dernière catégorie tous les cas douteux dans lesquels l'iris, sans être clair, n'était pas positivement brun.

Je me crois donc en droit d'affirmer que les yeux à iris foncé ne sont pas plus exposés que les autres à la cécité qui résulte de l'amaurose et que l'opinion de Beer, si elle n'est pas complétement erronée, est au moins singulièrement exagérée.

Causes diverses. — Dans le sixième des cas environ, il a été possible d'établir les causes déterminantes de l'amaurose, et voici comment elles se répartissent sur les 535 amaurotiques. Dans tous les autres cas, aucune cause n'a pu être invoquée.

Affections cérébrales aiguës sans paralysies, fièvres typhoïdes, hydrocéphales	29
Convulsions de l'enfance	15
Hémiplégies, paraplégies survenues avant l'amaurose ou en même temps	18
Paralysie saturnine	1
Blessures, contusions, commotions	14
Hémorragies utérines graves	9
	86

Les hémorragies utérines très-abondantes ou persistant pendant longtemps, ont été 9 fois, ainsi qu'on le voit, la cause déterminante de la cécité amaurotique, et 6 de ces cas ne peuvent donner lieu au moindre doute, puisque l'amaurose s'est produite subitement ou en peu de jours, pendant le cours de cette hémorragie ou immédiatement après.

—Il arrive assez souvent, que l'amaurose n'est en quelque sorte que le prodrome d'une affection plus grave des centres nerveux qui, selon toute probabilité, en est la cause, mais dont l'existence ne se révélera que plus tard par d'autres symptômes. Sur les 98 amaurotiques de la première série, ces faits se sont présentés six fois (3 paraplégies, 2 hémiplégies, 1 tremblement).

Les accidents ne sont survenus que plusieurs années après l'amaurose. Dans un cas il s'est écoulé plus de douze ans avant que la paraplégie ne se développât. C'est pour cette raison que je n'ai point recherché le même fait dans la série B, la cécité étant récente au moment où j'ai examiné un grand nombre des aveugles de cette série.

Amaurose saturnine. — Parmi les amauroses accompagnées de paralysie, nous avons noté un cas de paralysie saturnine. C'est, comme on sait, une chose rare que l'amaurose saturnine incurable. Le plus ordinairement elle disparaît au bout de quelques jours, alors même qu'il y a paralysie, à tel point que M. Tanquerel des Planches ne l'a jamais vue ne pas guérir complétement; que M. Duplay (1), dans son excellent Mémoire, ne cite qu'un exemple qui ait résisté à tout traitement, et que je n'ai pas pu en trouver d'autre observation dans les auteurs.

Dans le cas que nous avons observé aux Quinze-Vingts, l'amaurose, au lieu de débuter brusquement, s'est manifestée lentement quelques mois après la paralysie, n'a attaqué d'abord qu'un œil et n'est devenue complète qu'au bout de 5 ou 6 mois. L'un des yeux permet encore de distinguer le jour de la nuit. Les pupilles modérément dilatées sont dépourvues de toute contractilité à la lumière et irrégulières. A gauche l'ouverture pupillaire est ovale horizontalement; à droite elle l'est dans le sens vertical. Il n'y a pas de strabisme, et la turgescence des vaisseaux sanguins de la conjonctive et de la sclérotique signalée par Weller n'existe pas.

Caractères et complications de la cécité amaurotique.— Les symptômes de l'amaurose sont assez connus pour que j'aie peu de mots à dire sur les caractères de la cé-

(1) Duplay, de l'*Amaurose saturnine*, 1837.

cité amaurotique sur lesquels il me faudra d'ailleurs revenir à l'occasion du diagnostic de la cécité.

La perte de la vue est souvent portée dans l'amaurose complète à un point tel, que l'aveugle ne peut pas même distinguer le jour de la nuit. Toutefois, dans le tiers des cas environ cette perception existait encore.

Attitude. — On a signalé chez l'amaurotique une attitude particulière et caractéristique. S'il marche, dit-on, c'est en tâtonnant, mais la tête haute, les yeux tournés vers le ciel, comme pour y chercher la lumière, à l'inverse du cataracté qui marche la tête baissée et en cherchant le demi-jour. Cette attitude existe en effet le plus souvent lorsque apparaît l'amaurose, mais elle tend à disparaître avec le temps ou tout au moins elle n'est jamais aussi prononcée qu'au début, et après quelques années, il est rare que l'attitude de l'amaurotique diffère de celle des autres aveugles.

On comprend très-bien que ce soit pour rechercher la lumière que l'individu atteint d'amaurose incomplète marche la tête haute et les yeux tournés vers le ciel, puisqu'il y trouve le moyen d'exciter plus vivement la rétine. Mais est-ce la même raison qui fait prendre cette attitude à l'amaurotique ne distinguant pas même le jour de la nuit? Celui-là n'a-t-il pas reconnu promptement son impuissance à trouver la lumière ?

Une cause plus puissante y concourt, c'est la maladresse inévitable chez l'homme qui vient d'être privé du sens qui le mettait plus spécialement en rapport avec les choses extérieures, c'est la crainte instinctive de se heurter la tête. Et ce qui prouve bien qu'il en est ainsi, c'est que j'ai vu des individus devenus récemment aveugles par une autre cause que l'amaurose donner à leur tête, dans les premiers temps de la cécité, cette attitude particulière. Il n'y a plus dès lors à s'étonner que cette attitude tende à disparaître avec le temps.

Teint. — La pâleur du teint n'existe pas seulement chez l'amaurotique comme on paraît le croire. On la rencontre chez presque tous les aveugles, et les exceptions sont aussi fréquentes chez l'amaurotique que chez celui dont la cécité reconnaît une autre cause.

On observe fréquemment sur le front ou sur les diverses parties du cuir chevelu des cicatrices profondes et étendues résultant de l'application de cautères ou même de moxas, ou plus souvent encore des traces de sétons à la nuque qui rappellent les traitements énergiques inutilement employés pour combattre l'amaurose.

Douleurs. — Les douleurs céphaliques et oculaires, qui généralement disparaissent quand l'amaurose est devenue complète, peuvent néanmoins subsister pendant plusieurs années, ou même pendant toute la vie, et malheureusement sans qu'il soit pour ainsi dire possible d'y remédier, car la plupart des moyens tentés soit pour opérer une dérivation, soit pour guérir la névralgie échouent complétement.

Clignottement et nysptagmus. — Le clignotement des paupières que j'ai indiqué comme se rencontrant souvent chez les aveugles existait 26 fois sur les 98 amaurotiques de la première série, c'est-à-dire dans plus du quart des cas.

Les mouvements convulsifs du globe oculaire sont au contraire beaucoup plus rares. Dans cette même série, je n'en ai rencontré que quatre cas, trois fois sur des individus devenus aveugles dans l'enfance et une fois seulement sur une aveugle-née.

Maladies des yeux. — Les yeux atteints d'amaurose sont exposés aux maladies ordinaires des yeux. Mais les conjonctivites et les kératites m'ont toujours paru moins douloureuses. J'ai encore vu ces jours derniers une femme amaurotique atteinte d'une kératite intense : les douleurs étaient évidemment moins fortes qu'elles ne le seraient en pareil cas chez un voyant. Il n'y avait pas de photophobie, mais cependant les paupières restaient presque constamment fermées.

Le cercle sénile est généralement très-étendu chez les individus devenus amaurotiques depuis longtemps. En même temps qu'il augmente d'étendue, la cornée peut devenir opaque dans d'autres points et principalement vers le centre. Ce n'est pas la conséquence d'une kératite, car l'aveugle n'en a jamais souffert et l'existence de cette tache terne et blanchâtre ne lui est révélée que par les personnes qui l'entourent. Aucun doute ne peut d'ailleurs s'élever à cet égard, car dans un certain nombre de cas, la nature de l'affection qui avait produit la cécité et la parfaite transparence de la cornée avaient été reconnues longtemps auparavant, non-seulement par moi, mais encore par des hommes qui font autorité dans la science.

J'ai notamment rencontré cette altération chez un aveugle dont l'amaurose survenue à vingt-deux ans, sans douleur et sans aucun accident concomitant, avait été constatée par Dupuytren. Des deux côtés, le cercle sénile avait une grande étendue, principalement à la partie supérieure. A droite, la cornée était parfaitement transparente. Mais à gauche, quoique le globe de l'œil ne présentât, sous le rapport de la forme et du volume, rien de particulier, la cornée devint insensiblement opaque sur toute sa surface. A l'époque de la mort survenue à cinquante-sept ans, l'opacité était encore moins marquée que dans le leucoma ordinaire ; mais l'aspect terne, blanchâtre de la cornée était assez prononcé pour être remarqué de toutes les personnes qui voyaient cet homme. A l'autopsie, que je fis avec M. Follin, nous trouvâmes entre autres lésions, en dedans de la sclérotique, cette coque osseuse qui s'était déjà rencontrée dans l'observation donnée plus haut.

Cette altération de la cornée qui s'est produite, à ma connaissance, chez un certain nombre d'aveugles présentant tous les caractères pathognomiques de l'amaurose et dont la nature de l'affection avait été certifiée amaurose par les hommes les plus compétents, pourrait faire croire, quelques années après l'apparition de la cécité, que le nombre des aveugles par suite d'amaurose est moins considérable qu'il ne l'est réellement. Il m'importe de rappeler à cette occasion ce que j'ai déjà dit au commencement de ce travail, à savoir que j'applique, suivant l'usage, le mot amaurose à des maladies dont la diversité ne paraît pas douteuse, mais qu'il n'y a aucun intérêt à séparer, l'état de la science ne permettant pas de le faire avec certitude.

Cataracte. — La cataracte est une complication extrêmement fréquente de l'amaurose. Je l'ai rencontrée dans plus du cinquième des cas sans que les yeux atteints d'amaurose aient subi aucune autre altération. Sur les quatre-vingt-dix-huit amaurotiques de la première série, elle s'est rencontrée dix-neuf fois, soit sur les deux yeux, soit seulement sur un œil.

C'est cette fréquence qui explique le grand nombre d'amaurotiques auxquels on a pratiqué inutilement et par erreur l'opération de la cataracte. Sur ces quatre-vingt-dix-huit amaurotiques, il y en a dix qui ont subi cette opération et n'ont rien distingué à la suite : sept de ces opérations n'ont été pratiquées que sur un œil seulement.

C'est une erreur de croire, comme on le fait trop souvent, que l'amaurose n'existait pas primitivement et qu'elle n'est survenue qu'à la suite de l'opération. Je ne nie pas cependant que ces cas ne puissent se produire, surtout après l'abaissement. J'en ai encore vu un exemple dernièrement sur un homme de cinquante-quatre ans opéré par M. le professeur Velpeau, et qui, pendant plusieurs mois, avait recouvré la vue : mais ce sont là, comme le fait observer avec raison M. le professeur Nélaton (1), des cas rares. Ce qui est fréquent, c'est que l'opération faite par erreur ou par complaisance, n'empêche pas l'amaurose de se compléter ou qu'elle ne la fait pas disparaître.

Il arrive aussi que des opérations de cataracte sont pratiquées sur des amaurotiques chez lesquels le cristallin était resté complétement transparent. J'en ai vu un exemple, il y a quelques jours, sur un jeune statuaire. L'état de l'autre œil affecté d'une de ces amauroses avec dilatation extrême de la pupille et teinte grisâtre du fond de l'œil, les renseignements donnés par le malade et surtout l'obstacle fait à l'opération par un médecin honorable, ne m'ont laissé aucun doute à cet égard. Ce jeune homme désirait, il est vrai, qu'on tentât quelque chose pour le guérir ; mais nous ne supposons pas que le spécialiste, dans le seul but de se rendre à son désir, ait consenti à extraire un cristallin dont il aurait connu la parfaite transparence. L'erreur est donc certaine. L'opération n'aurait d'ailleurs réussi en aucun cas, car un leucoma de toute la cornée en a été la conséquence.

---

(1) On a dit qu'à la suite de l'abaissement, quelques sujets, après avoir recouvré la vue pendant un certain temps, ont vu peu à peu cette fonction s'anéantir et ont été atteints de cécité. Des faits de cette nature ont été observés, mais ils sont rares. — NÉLATON, *loc. cit.*

IX.

Cécité cataractée.

Séries A. et B. } 782 hommes..... 45 cécités par suite de la cataracte.
1,168 aveugles. } 386 femmes...... 21 — — —

La proportion qui ne présente pas de différence sensible entre les 2 sexes est de 5,6 pour cent.

Ainsi, sur cent aveugles on en trouve moins de 6 qui ont perdu définitivement la vue par suite de la cataracte; mais n'envisageant ici que les causes de la cécité, nous n'avons dû comprendre, dans cette variété, que les cataractes opérées sans succès et dans lesquelles l'amaurose n'existait pas avant l'opération. Il n'y a donc pas à chercher ici, en raison du petit nombre de cas, de nouveaux renseignements sur l'histoire, d'ailleurs fort connue, de la cataracte.

Le nombre des cas de cécité cataractée pourrait, au premier aspect, paraître très-restreint, si l'on ne réfléchissait, d'une part, à tous les cas que nous avons dû en éliminer par suite de complication d'amaurose, aux nombreux succès de l'opération, succès tellement nombreux que le professeur Jaeger prétend en obtenir 95 sur cent, et à tous les demi-succès qui ne rentrent pas dans la cécité complète.

Age. — Sur les 66 cas de cataracte ci-dessus, j'en trouve 59 qui sont survenus depuis 53 jusqu'à 68 ans ; 7 seulement sont antérieures à cet âge et dans ce dernier nombre figurent 3 cataractes congéniales. Ces faits sont conformes à ce que l'on sait de la fréquence de la cataracte chez les vieillards.

Professions. — Quant aux professions qui ont été signalées comme prédisposant à la cataracte, ce sont toujours les mêmes que pour l'amaurose et principalement celles qui obligent à exposer les yeux à un feu ardent (les forgerons, souffleurs de verre, cuisiniers, etc.). MM. Denonvilliers et Gosselin n'admettent pas cette opinion et croient, au contraire, d'après les nombreux faits qu'ils ont observés, que la profession de cultivateur exposait bien plus à la cataracte, et de deux manières; en obligeant les individus à travailler au soleil et en les forçant à se pencher souvent en avant, ce qui peut-être modifie la circulation et la nutrition dans l'œil.

Sur 68 hommes ayant exercé une profession, devenus aveugles par suite de la cataracte et pris dans les trois séries, je trouve en effet un assez grand nombre de cultivateurs, de villageois, de facteurs ruraux, de cantonniers, d'individus enfin ayant résidé à un titre quelconque à la campagne, mais je n'y vois figurer qu'un serrurier, sans y trouver de verriers, etc.

Si ce n'était le petit nombre des cas sur lesquels je raisonne, je serais donc tenté de mettre également en doute l'influence attribuée à certaines professions sur la production de la cataracte, et je ne puis m'empêcher de remarquer que si cette influence était réelle, les hommes devraient être plus souvent atteints de cataracte que les femmes, car on n'a indiqué chez celles-ci aucune prédisposition spéciale. Or, je ne sache pas que l'on ait jamais avancé ni établi rien de semblable.

Caractères. — Les leucomas, les staphylômes divers, la fonte purulente et l'atrophie de l'œil sont les conséquences de l'opération de la cataracte. Mais à la suite de l'abaissement les douleurs circumorbitaires et intraorbitaires tenant à ces iritis subaiguës persistent souvent pendant longues années et même pendant toute la vie sans qu'aucun traitement puisse en triompher. Chez une malade opérée il y a plus de dix ans, ces douleurs sont très-vives et ont résisté à tous les moyens employés en pareil cas.

X.

Cécité hydrophthalmique et *varia*.

On en trouve 20 cas seulement sur un total de 2056 aveugles, c'est-à-dire un pour cent environ, et dans ce nombre figurent l'opacité de la cornée et les diverses lésions jugées incurables que l'enfant peut apporter en naissant. Ce n'est pas que l'hydrophthalmie soit aussi rare que l'on pourrait le supposer; mais excepté dans les cas où elle est congéniale, elle est très-rarement la cause de la cécité, soit qu'elle ne porte que sur un œil, soit qu'elle ait seulement compliqué une autre lésion plus grave. Le peu de remarques auxquelles cette variété peut donner lieu trouveront leur place dans le paragraphe suivant.

XI.

Cécité congéniale.

On entend généralement par aveugle-né celui dont la cécité date de la naissance ou des premières années de la vie. On étend même cette dénomination jusqu'à l'appliquer à tous les individus atteints de cécité avant l'adolescence. On s'est fondé en cela sur ce que la trace des impressions reçues par les enfants qui ont vu, n'établit entre eux et ceux qui n'ont point exercé cette faculté, ou l'ont exercée dans un âge qui ne leur permet pas d'en avoir gardé le souvenir, qu'une très-faible différence que le temps efface chaque jour. Il est en effet rationnel d'en agir ainsi quand on ne s'occupe que de l'éducation des aveugles. Mais il n'en peut être de même dans ce travail, et il nous intéresse de connaître, autant que possible, le nombre des individus véritablement nés aveugles. Toutefois, il y a dans l'acception donnée généralement à ce mot, par les aveugles eux-mêmes, une cause d'erreur difficile à éviter.

Pour peu que la cécité date de l'enfance, l'aveugle vous répondra invariablement qu'il est aveugle-né. Ce n'est qu'en le pressant de questions, et difficilement, qu'on finit par savoir la vérité. Il faut surtout se tenir en garde dans le cas d'opacité de la cornée qui est rarement congéniale. On doit alors concevoir un doute d'autant mieux fondé à cet égard, que l'aveugle et sa famille peuvent être eux-mêmes dans l'erreur. Il peut croire qu'il est venu au monde privé de la vue, quand, en réalité, l'ophthalmie purulente survenue dans les premiers jours de la vie est la seule cause de son infirmité.

Dans la cataracte congéniale, l'erreur est encore plus facile, car, comment savoir si le cristallin était opaque quand l'enfant est né, ou s'il n'a perdu sa transparence que plus tard. Hâtons-nous de dire d'ailleurs qu'il n'y a rien à présager de la fréquence de cette affection, d'après ce qui va suivre, car nous ne parlons ici que des cataractes congéniales dont l'opération n'a pas réussi.

Enfin, la vue peut avoir été très-faible dans les premiers temps de la vie, et l'amaurose ne s'être complétée que plus tard. Dans tous ces cas on éprouve une grande difficulté à savoir si la cécité est ou non congéniale. Ayant cherché, autant que possible, à éviter ces diverses causes d'erreur, j'ai trouvé sur 1,038 aveugles, 38 cas de cécité congéniale, dont voici le détail :

CÉCITÉ CONGÉNIALE.

SÉRIE.	CÉCITÉS.	AMAUROSE.	CATARACTE.	HYDROPHTHALMIE.	OPACITÉ congéniale de la cornée varia.	TOTAL.
A.	154 hommes.	3	»	2	1	6
	75 femmes..	3	1	»	»	4
B (1).	542 hommes.	11	1	2	2	16
	267 femmes..	8	1	1	2	12
	1,038 cécités..	25	3	5	5	38

La cécité congéniale se rencontrerait donc dans la proportion de 3,7 pour cent ou de 4,6, si nous ajoutons à ces 38 cas de cécité, 8 aveugles chez lesquels l'amaurose congéniale n'est devenue complète que plus tard.

Amaurose. — Dans l'amaurose congéniale nous n'avons rien de particulier à noter, sinon qu'il est rare que la vision soit aussi complétement abolie, que dans l'amaurose qui survient dans le cours de la vie. Il est assez général que les amaurotiques-nés distinguent au moins la clarté du jour de l'obscurité de la nuit, entrevoient même une ombre quand un corps passe près d'eux.

Nous avons aux Quinze-Vingts un frère et une sœur, at-

(1) Cette seconde série n'est pas complète, parce que je n'ai connu l'âge exact auquel est survenu la cécité que chez 405 amaurotiques.

teints d'amaurose congéniale, qui pendant le jour ne voient rien, et qui pendant la nuit distinguent aisément une faible lumière. La pupille est dans ces deux cas médiocrement dilatée; et, pensant que peut-être la vision serait rendue plus facile par l'accès d'un plus grand nombre de rayons lumineux, j'ai employé sur l'un d'eux un collyre belladoné, mais sans en obtenir aucun résultat pour la vision.

Je cite ces deux faits parce qu'ils tendent à faire croire qu'il peut exister réellement (ce qui fait encore doute pour quelques personnes), de véritables cas de nyctalopie idiopathique, c'est-à-dire caractérisés par un affaiblissement de la rétine pendant le jour, avec conservation plus ou moins complète des fonctions de cette membrane pendant la nuit.

Hydrophthalmie. — L'hydrophthalmie est après l'amaurose la cause la plus fréquente de la cécité congéniale, mais dans des proportions bien moindres.

On se figure difficilement l'étendue que la cornée transparente peut présenter dans ces cas. Sur un œil atteint d'hydrophthalmie et qui s'est vidé à la suite d'une légère contusion, le globe oculaire a encore conservé le volume d'un œil ordinaire, et l'ouverture palpébrale ne permet pas d'apercevoir autre chose que la cornée, qui se reconnaît à son aspect grisâtre, à demi transparent, et occupe tout l'espace de cette fente palpébrale.

Dans les cas d'hydrophthalmie congéniale que j'ai observés, et qui avaient porté sur les deux yeux à la fois, l'œil s'était vidé dans l'enfance ou dans l'adolescence, soit sous l'influence d'une contusion, soit spontanément. Il est à noter que dans ces divers cas l'hydropisie ne s'était pas reproduite. Souvent il existait dans l'enfance un léger *point de vue* qui n'avait été perdu que quand l'œil s'était vidé.

Opacités de la cornée. — Sur plusieurs aveugles-nés les globes oculaires présentaient la forme et le volume ordinaire, mais la cornée était complétement opaque et peu distincte de la sclérotique. Il est probable que ces lésions provenaient d'ophthalmies ou de variole survenues dans le cours de la vie intra-utérine.

XII.

Diagnostic de la Cécité.

Le diagnostic de la cécité complète présente de grandes difficultés et donne lieu à de nombreuses erreurs. Il y a actuellement à l'hospice des Quinze-Vingts 18 individus qui ont été admis dans cet établissement comme atteints de cécité complète et incurable (1), et qui y voient suffisamment pour se conduire seuls avec plus ou moins de facilité. L'examen attentif de leurs yeux, les habitudes de leur vie, et leur manière d'être quand ils ne croient pas qu'on les observe, ne laissent pas de doute à cet égard. Et cependant des hommes éminents dans la science, des praticiens honorables, des spécialistes qui jouissent avec plus ou moins de raison de la faveur du public, leur ont délivré des certificats de *cécité complète.*

Je me suis expliqué en commençant sur la signification qui, dans la pratique, me paraît devoir être donnée à ces deux mots, et j'ai dit que cet état existe chez tout individu

(1) Pour être pensionnaire interne ou externe de l'hospice impérial des Quinze-Vingts, il faut produire un certificat de cécité complète et incurable. Actuellement, le certificat doit être délivré par le médecin de l'hospice pour le département de la Seine, et pour les autres départements, par deux médecins désignés par l'administration.

qui, avec l'aide des yeux, ne peut se conduire seul. Il est peu probable et peu rationnel de croire que d'autres personnes aient pu donner à la cécité complète un sens plus étendu. Mais, même en l'admettant, quelques-unes des erreurs ci-dessus n'en subsisteraient pas moins.

Ces erreurs ont principalement rapport à l'amaurose ; mais elles se rencontrent aussi dans les autres variétés de la cécité. En voici le détail :

4 fois, l'amaurose a été jugée complète alors que la vision était loin d'être abolie et de ne pouvoir rendre aucun service.

1 fois, l'amaurose congéniale n'existait que sur un œil.

2 fois, ce sont des vieillards presbytes, y voyant peu, mais ne pouvant être considérés comme aveugles, et n'ayant pas plus que le précédent figuré dans nos séries.

2 fois, des taches légères de la cornée gênant la vision, et permettant difficilement l'examen de l'intérieur de l'œil, ont fait croire à l'existence d'une amaurose qui, en tout cas, serait bien loin d'être complète.

6 opérés de cataracte ont été regardés comme atteints d'amaurose complète et incurable encore bien que, dans 5 de ces cas, le résultat de l'opération fût assez satisfaisant.

Enfin, dans les trois derniers cas, les leucomas n'étaient pas suffisants pour empêcher la vision.

La constatation de la cécité complète dans l'amaurose est certainement celle qui présente le plus de difficultés. Pour concevoir cette difficulté, il suffit de songer qu'il ne s'agit pas de reconnaître une amaurose qui, la plupart du temps existe, et dont les individus ont éprouvé les symptômes, mais bien de savoir si cette amaurose est assez complète pour empêcher la vision à un point tel, que le sens de la vue ne puisse plus rendre aucun service. Enfin, il ne faut pas oublier que l'on a souvent affaire à des individus qui ont tenté plusieurs fois d'entrer dans un hospice d'aveugles, qui ont intérêt à vous tromper et qui y ont acquis une certaine habileté.

L'examen des yeux doit donc être fait avec tout le soin possible. On place la personne qui se prétend aveugle en face du grand jour. On couvre un œil; on abaisse la paupière supérieure de l'œil qu'on examine, on le soustrait pendant quelques secondes à l'impression de la lumière, on exerce en même temps de légers frottements circulaires sur le milieu du globe oculaire. Ensuite on soulève promptement la paupière, et on examine si la pupille se contracte. Si elle reste tout à fait immobile, avec une largeur insolite, avec un aspect particulier du fond de l'œil; si, en outre, le doigt subitement approché de l'œil, en ayant soin d'éviter les cils et de ne pas refouler brusquement l'air sur le visage, ne produit aucun clignement des paupières, il n'y a pas de doute, l'amaurose est complète et le sens de la vue ne peut plus rendre aucun service.

Mais si la pupille, après avoir été soustraite un instant à la lumière, se rétrécit, ne fût-ce que momentanément, et aussi faiblement que possible, il y a déjà doute, car il est extrêmement rare, quoi qu'on en dise, que la pupille présente quelques oscillations quand la vision est entièrement perdue. Naturellement, ce doute augmentera si la pupille ne présente point une dilatation extrême, et si la contractilité à la lumière est plus manifeste. On essaiera alors de porter rapidement un doigt vers l'œil. Si les paupières se ferment involontairement, il est certain que l'amaurose n'est pas complète, et, selon toute probabilité, le malade y voit encore à se conduire.

Mais de ce que le clignement des paupières n'aurait pas lieu, il ne faudrait pas se hâter de conclure que la cécité est complète, car ce signe n'est malheureusement pas une pierre de touche bien sensible.

L'habitude générale de l'aveugle a, dans ce cas si douteux, une grande importance : ses yeux présentent une sorte de torpeur et d'indifférence aux choses extérieures, en même temps que sa physionomie et le maintien de sa tête indiquent l'homme qui écoute : d'où résulte un aspect particulier très-remarquable pour celui qui a l'habitude des aveugles. Le clignotement des paupières qui, ainsi que je l'ai observé, accompagne souvent cette cécité, le nystagmus, beaucoup plus rare, sont aussi des présomptions.

Le diagnostic présente encore plus de difficultés, si l'existence de l'amaurose est soupçonnée chez un individu qui a sur les cornées des néphélions permettant difficilement d'apprécier l'état de l'iris, mais surtout à la suite des opérations de cataracte.

En effet, à la suite de l'opération de la cataracte, la pupille, soit que son contour ait été plus ou moins irrité par le passage du cristallin, soit qu'elle ait contracté des adhérences avec les débris de la capsule et le corps vitré, ne reprend pas toujours sa forme, ses dimensions, et, ce qui est plus important, est parfois privée de ses mouvements, non-seulement dans les premiers temps, mais pour toujours, encore bien que les résultats de l'opération soient satisfaisants pour la vision. Les fragments opaques de la capsule qui peuvent se rencontrer dans cette pupille, ne suffisent pas pour intercepter complétement le passage des rayons lumineux, et la teinte verdâtre que présente quelquefois le corps vitré chez les vieillards, n'est pas nécessairement une cause de cécité.

Les difficultés du diagnostic de la cécité complète résultant de l'amaurose sont donc très réelles, et je me garderais bien d'affirmer qu'avec une extrême habitude des aveugles, et en apportant dans leur examen un soin minutieux, les erreurs puissent toujours être évitées.

Les taches de la cornée ne peuvent empêcher totalement le champ de la vision, qu'à la condition d'être d'un blanc mat dans une étendue suffisante, car il ne suffit pas qu'elles cachent la pupille, qu'elles aient seulement la grandeur de cette ouverture, il faut qu'elles occupent un espace plus grand, sans quoi, certaines positions de la tête venant en aide, les rayons lumineux très-obliques pourront encore servir à la vision. Dans quelques cas, l'œil se portant instinctivement dans la direction où il reçoit le plus avantageusement les rayons lumineux, finit par devenir strabique. J'ai même vu ce strabisme se produire chez un aveugle dont la faculté visuelle se réduit à entrevoir confusément une ombre quand un corps passe près de lui.

Dans le staphylôme, la faculté de voir est entièrement perdue, lorsque l'opacité d'un blanc mat est générale, mais pour peu qu'il reste de transparence à la cornée, un restant de vue est conservé. Il suffit, pour cela, qu'il existe la plus petite ouverture normale ou accidentelle de l'iris, cette ouverture fût-elle en quelque sorte imperceptible. Le staphylôme partiel et de forme sphérique est celui dans lequel on trouve le plus souvent un reste de vision.

Dans l'atrophie qui ne fait que commencer, la vision peut encore être conservée en partie, s'il n'existe pas d'autre complication qui l'empêche.

Dans tous ces cas, il ne faut pas oublier qu'un très-faible *point de vue*, pour me servir encore d'une expression familière aux aveugles et qui rend bien la pensée, leur suffit pour qu'ils puissent se conduire.

Cécité incurable. — La constatation de l'incurabilité rentre dans l'appréciation ordinaire des maladies des yeux, et n'offre pas généralement de difficulté bien sérieuse; mais chez trois des cataractés dont nous venons de parler, et qui ne sont pas atteints de cécité complète, la première erreur dont ils avaient été l'objet en a entraîné une seconde. Convaincus que ces individus n'y voyaient pas de l'œil opéré par suite de complication d'amaurose, des hommes habiles ont déclaré aussi l'incurabilité de la cataracte existant sur l'autre œil. Il en est résulté que ces vieillards d'ailleurs, très-dignes d'intérêt sont entrés aux Quinze-Vingts, sans réunir sur aucun des yeux, les conditions d'incurabilité et de cécité complète exigées par les règlements. Ils ne sont pas entièrement aveugles d'un œil et ils sont guérissables de l'autre; en d'autres termes, la cécité incomplète sur un œil est curable sur l'autre.

Une erreur analogue s'est encore produite chez une femme âgée aujourd'hui de 69 ans, chez laquelle l'opération pratiquée, il y a dix ans, sur l'œil gauche, avait complétement échoué, mais qui n'était pas incurable de l'autre œil, puisque j'ai été assez heureux pour lui rendre la vue.

XIII.

Hérédité de la Cécité.

La cécité est-elle héréditaire? on trouve dans les *Éphémérides des Curieux de la Nature* (1) des observations, incomplètes selon Boyer (2), qui tendraient à faire croire que l'amaurose peut se transmettre héréditairement. Beer dit avoir connu une famille dans laquelle toutes les

(1) Eph. cur. nat. Dec. III, p. 63.

(2) Boyer, *Traité des maladies chirurgicales*, t. IV, 5e édition, p. 602

femmes qui n'avaient pas eu d'enfants perdaient la vue au retour d'âge ; les hommes présentaient également la même disposition à l'amaurose. Demours cite des cas analogues. M. Sichel (1) a vu dans quelques familles plusieurs enfants être atteints d'amaurose congéniale qui lui a paru être le symptôme d'une hydrocéphale partielle ; il est d'ailleurs bien éloigné de penser que telle est toujours l'origine de l'amaurose congéniale.

Pour la cataracte, l'hérédité a été également notée quelquefois. Dupuytren en particulier en a vu plusieurs exemples (2). MM. Denonvilliers et Gosselin disent bien avoir observé un bon nombre de cas dans lesquels on ne pouvait invoquer cette influence, mais en pareille matière les faits négatifs ne détruisent pas facilement les autres.

Voici à deux ou trois observations près, tout ce qui a été dit sur l'hérédité des maladies qui peuvent déterminer la cécité. Cependant, dans les établissements d'aveugles le fait est généralement admis, et d'après un document inséré dans *the Perkin's institution, etc.*, *Annual report, Boston*, **1842**, le nombre des cas de transmission héréditaire de la cécité peut être évalué à 4 pour cent.

Rien n'est en effet plus positif que l'hérédité de la cécité et sur les 229 aveugles formant la première série, nous trouvons 36 cas dans lesquels cette influence s'est manifestée. Nous en donnons le détail qui nous paraît offrir un vif intérêt. Nous faisons remarquer :

1° Que nous y avons compris les parents dont la cécité n'était pas complète, parce qu'en pareille matière il importe peu qu'il reste ou non un certain degré de vision ;

2° Que nous avons eu soin de ne point y faire figurer

(1) Sichel, *Traité de l'ophthalmie, de l'amaurose et de la cataracte.*
(2) Dupuytren, *Leçons orales*, t. III.

plusieurs cas qui auraient, à notre connaissance, fait double emploi. Ainsi, quand nous avons observé deux aveugles de la même famille, nous n'avons, autant que possible, inscrit l'hérédité que pour un seul des deux.

3° Que nous les avons divisés par catégorie suivant les variétés de la cécité, afin que l'influence de la parenté fût en même temps démontrée pour tous les aveugles, soit que la cécité fût le résultat de l'amaurose, soit qu'elle eût été produite par les ophthalmies ou par la cataracte.

SÉRIE A. — CAS DE TRANSMISSION HÉRÉDITAIRE.

1° *Cécité amaurotique*, 98 *aveugles*.

Hommes. 1 Son père aveugle et son frère près de le devenir quand il est mort.
— 1 Son grand-père aveugle, sa sœur aveugle, son père voyant à peine.
— 1 Sa mère aveugle; la famille mauvaise vue.
— 1 Son père aveugle, son oncle presque aveugle.
— 1 Son fils aveugle à 25 ans par amaurose.
— 1 Sa mère et son cousin-germain aveugles
— 1 Sa grand'-mère aveugle.
— 1 Frère et sœur aveugles.
— 1 Son frère aveugle.
— 1 Deux frères et une sœur aveugles par amaurose.
— 1 Ses deux sœurs aveugles par amaurose.
— 1 Ses deux sœurs aveugles au même âge que lui; une nièce en train de le devenir.
— 1 Oncle et tante (frère et sœur de son père) aveugles.
— 1 Oncle et cousin-germain aveugles.
— 1 Son père y voyait à peine à se conduire.
Femmes. 1 Son grand-père aveugle, son père aveugle et avait des tantes aveugles, son frère mort aveugle.
— 1 Sa mère aveugle.
— 1 Son père aveugle.
— 1 Ses deux sœurs aveugles.
— 1 La sœur de sa mère aveugle.
— 1 Sa mère presque aveugle et ses neuf enfants très-mauvaise vue
— 1 Sa tante aveugle.

Total.. . 22 cas de transmission héréditaire

2° *Cécité cataractée*, 20 *aveugles*.

Hommes. 1 Sa mère aveugle.
— 1 Ses deux sœurs aveugles.
Femmes. 1 Sa sœur presque aveugle.

Total.... 3 cas de transmission héréditaire.

3° *Cécité ophthalmique*, 61 *aveugles*.

Hommes. 1 Sa fille aveugle.
— 1 Son petit-fils aveugle, ses filles ophthalmies fréquentes et graves.
— 1 Son grand-père aveugle.
— 1 Sa mère aveugle.
— 2 Un frère aveugle.
— 1 Ses deux sœurs presque aveugles, un cousin-germain aveugle.
— 1 Sa mère borgne et une cousine-germaine aveugle.
— 1 Son père et son frère presque aveugles.
— 1 Son père aveugle.
— 1 Son père et son frère aveugles.

Total.... 11 cas de transmission héréditaire.

Ainsi, dans cette série A, sur 229 aveugles, l'hérédité a pu être invoquée 22 fois dans l'amaurose, 3 fois dans la cataracte, et 11 fois dans la cécité ophthalmique; en tout 36 fois ou 15.7 pour cent.

Dans la série B, sur 939 aveugles sur lesquels j'ai pu avoir des renseignements précis à cet égard, j'en ai trouvé 78 chez lesquels cette même influence pouvait être invoquée. Si la proportionnalité est moindre dans cette série puisqu'elle n'est que de 8.3 pour cent, au lieu d'être de 15.7 pour cent, comme dans la série A, cela tient, sans doute, à moins que nous ne soyons tombé la première fois sur des cas exceptionnels, à ce que les aveugles de la série B sont moins avancés en âge que les premiers, et que, chez les vieillards, l'influence de la parenté sur la production de la cécité doit se montrer dans toute son étendue, puisque l'infirmité a eu le temps de se produire sur leurs descendants.

Ainsi, l'influence du sang dont la manifestation chez les vieillards aveugles s'est montrée plus de 15 fois sur cent, ne se rencontrerait chez les aveugles de tout âge que dans la proportion de 9.7 pour cent. En d'autres termes, il résulte de la combinaison des deux séries que sur cent aveugles, quelle que soit la cause de leur cécité, il y en aurait près de dix chez lesquels la parenté aurait manifesté son influence.

On voit que j'ai, suivant l'usage, réuni ensemble deux choses qui sont cependant distinctes, l'hérédité et la consanguinité. Cette dernière influence est, en effet, très-manifeste en ce qui concerne la prodution de la cécité. On voit des parents doués d'une bonne vue mettre au monde plusieurs enfants aveugles et dont l'infirmité reconnaît généralement la même cause. Nous en avons plusieurs exemples aux Quinze-Vingts. L'un amaurotique-né a deux sœurs dans la même situation: un autre a deux frères et une sœur aveugles. Il est à ma connaissance, que la cataracte congéniale a existé sur trois enfants nés de la même mère. J'ai noté une fois l'amaurose congéniale sur cinq frères ou sœurs.

L'influence de la consanguinité se montre également dans la cécité qui n'est pas congéniale. Nous en avons aussi plusieurs exemples sous les yeux. Un ancien teneur de livres, atteint d'amaurose à quarante-cinq ans, a ses deux sœurs aveugles. L'une amaurotique a perdu la vue à trente-neuf ans : je ne connais pas l'autre. Un homme qui est devenu aveugle par suite d'amaurose, à quarante-quatre ans, a deux sœurs qui ont perdu la vue également à l'âge critique et une nièce âgée de trente-huit ans qui est en ce moment même menacée de devenir aveugle. — Un sieur L., atteint de cécité à vingt-quatre ans, a deux frères et une sœur qui ont perdu la vue à dix-huit, vingt-deux et vingt-six ans. — Il y a encore actuellement à la société des Aveugles Travailleurs, dirigée par M. Pélicier, un jeune homme qui a été atteint d'amaurose à six ans ; il a deux frères et deux sœurs qui sont devenus aveugles au même âge.

Ainsi la cécité peut être classée au nombre de ces *maladies de famille* admises avec raison par Portal qui, n'ayant été observées ni chez le père ni chez la mère, mais se montrant chez leurs enfants, tiennent évidemment à l'influence exercée dans la génération par le concours de deux organisations déterminées, donnant naissance à une organisation différente de chacune d'elles, et la même chez le plus grand nombre des sujets nés de ce rapprochement. — Si l'on cherche à isoler l'une de l'autre l'hérédité et la consanguinité et à préciser le mode de transmission de l'influence du sang, on arrive au résultat indiqué par le tableau suivant :

Séries A. et B. — Cécité héréditaire. 114 cas sur 1,168 aveugles.

Hérédité directe. (Père, mère, grand-père, grand'mère.)	A. 21 ...... B. 47	68
Hérédité indirecte. (Oncles, tantes, cousins germains.).	A. 5 .... B. 7	12
Consanguinité. (Frères et sœurs.)	A. 10 .... B. 24	34
Total		114 ou 9.7 sur 100.

Ainsi, sur 114 cas de transmission héréditaire de la cécité, la transmission directe des parents aux enfants a eu lieu 68 fois.

La transmission indirecte entre parents jusqu'au degré de cousin germain s'est rencontrée 12 fois.

Et enfin la consanguinité entre frères et sœurs s'est produite 34 fois. Mais si ce dernier chiffre n'est pas plus élevé, cela tient à la manière dont j'ai procédé.

Quand j'ai observé plusieurs frères ou sœurs atteints de cécité, j'ai cru ne devoir inscrire qu'une unité et noter seulement un cas de consanguinité, sans tenir compte du nombre des frères ou sœurs sur lesquels cette influence s'était manifestée.

On a dû remarquer en outre, dans l'exposé détaillé des cas de cécité héréditaire, un certain nombre d'aveugles chez lesquels les influences héréditaires directes, indirectes ou consanguines se sont combinées. Ainsi, il en est qui non-seulement sont nés de parents aveugles, mais qui en outre ont des oncles ou des frères aveugles. Dans le tableau ci-dessus, j'ai naturellement inscrit la transmission la plus directe et laissé de côté celle qui était la plus éloignée. Mais ces deux modes de transmission héréditaire se trouvant réunis sur un même aveugle, rendent encore plus imposante la démonstration du fait que je crois désormais incontestable, de l'hérédité de la cécité.

Parmi les exemples les plus remarquables de transmission héréditaire, nous citerons l'histoire d'une famille Brunet dont plusieurs membres ont longtemps vécu aux Quinze-Vingts.

Le père devint aveugle à trente-cinq ans et mourut à cet hospice. La mère n'était pas aveugle, mais il est certain que ses ancêtres l'avaient été, car son père et son grand père étaient morts aveugles, aux anciens Quinze-Vingts rue Saint-Honoré. Les deux fils issus de ce mariage devinrent aveugles à vingt-cinq ans. L'un deux avait toujours eu la vue très-faible. Chacun de ces deux fils eut un fils; ces deux enfants devinrent également aveugles, l'un à vingt et un, l'autre à vingt ans. Cette famille est aujourd'hui éteinte mais il semblait que la cécité suivît dans chaque individu une progression croissante, en ce qu'elle survenait chez les enfants à un âge moins avancé que chez leurs parents.

Dans la famille d'une dame G. qui figure dans nos séries, le grand-père était aveugle, le père l'est devenu complétement à cinquante-huit ans, il avait des tantes aveugles. Sa femme elle-même avait de mauvais yeux. Des deux enfants nés de ce mariage, l'un est mort à quarante et un ans, atteint d'une cécité incomplète contre laquelle divers traitements avaient déjà échoué, et la dame G. est devenue complétement amaurotique, il y a 4 ans, à l'âge de quarante-ans; ni elle, ni son frère n'ont laissé d'enfants.

La transmission héréditaire de la cécité s'est produite, ainsi qu'on l'a vu page 83, dans les diverses variétés de la cécité, mais elle se montre plus souvent dans l'amaurose congéniale que dans celle qui survient pendant le cours de la vie. Sur les 6 aveugles-nés de la première série, j'en trouve 4 chez lesquels l'hérédité peut être invoquée. Dans la série B, sur 19 aveugles-nés, il y en a 6 dans le même cas. C'est ordinairement alors la consanguinité dont on observe l'influence. Quand malheureusement, dans une famille, un enfant est né aveugle, il est à craindre que les autres enfants ne viennent au monde avec cette infirmité.

Il arrive souvent que la cécité héréditaire survient chez les enfants au même âge où elle s'est produite chez les parents, ou bien encore chez plusieurs frères et sœurs à la même époque de la vie. On en a eu la preuve dans quelques-uns des exemples que nous avons cités.

Ce fait est également vrai pour la cécité ophthalmique, dans laquelle l'influence de l'hérédité n'est pas moins positive, puisque dans la série A, sur 61 aveugles, nous la rencontrons 11 fois. On pourrait craindre qu'une cause en eût mal à propos grossi le nombre. Je veux parler de la coexistence d'ophthalmies purulentes transmises par contagion, chez plusieurs membres d'une même famille. J'ai eu soin d'éviter cette erreur, et j'ai, par exemple, retranché de cette série un cas semblable, où la mère et un de ses fils étaient devenus aveugles, en même temps qu'un autre de ses enfants perdait incomplétement la vue.

Dans la cataracte, l'influence de l'hérédité, quoique moins bien établie, en raison du petit nombre de cataractés sur lesquels nous raisonnons, ne nous a pas paru moins certaine.

En résumé donc, la transmission héréditaire de la cécité est un fait avéré. Sur cent individus de tout âge et de tout sexe, et quelle que soit la cause de leur infirmité, on l'observe dix fois.

XIV.

Influence de la Cécité sur les fonctions.

La cécité exerce sur la santé générale et sur les facultés intellectuelles une influence variable, suivant qu'elle date de la première enfance ou qu'elle n'est survenue qu'à l'âge adulte. Dans ce dernier cas même, elle entraîne souvent des désordres intellectuels qui peuvent aller jusqu'à la folie. Je m'explique difficilement que jusqu'alors on n'ait point mentionné ces conséquences de la cécité.

L'aveugle a généralement le teint pâle et plombé, car c'est à tort que l'on a attribué exclusivement ce teint à l'amaurotique : il existe au même degré chez les autres aveugles, et il y a peu d'exceptions à cet égard. L'altération qui survient dans l'économie a été comparée à celle qu'éprouve une plante qui s'étiole par la privation de la lumière.

Mais comment agirait cette influence? Les expériences

intéressantes de **M. J.** Molleschott (1) pourraient-elles en donner l'explication?

Cet expérimentateur a trouvé que certains animaux inférieurs exhalent plus d'acide carbonique lorsqu'ils respirent sous l'influence de la lumière que dans l'obscurité. La production d'acide carbonique s'accroît en raison directe de l'intensité de la lumière à laquelle les animaux sont exposés. Il a de plus reconnu que l'influence que la lumière exerce sur la quantité d'acide carbonique est transmise en partie par les yeux et en partie par la peau. L'œil prend ainsi une part importante à l'influence que la lumière exerce sur l'augmentation de l'acide carbonique exhalé.

Jusqu'à ce que des expériences semblables aient été faites sur l'homme, il sera toujours difficile de conclure des animaux inférieurs à l'espèce humaine, et j'avoue que l'analyse des gaz de la respiration m'a paru une opération trop délicate pour que j'aie cru pouvoir tenter de la faire. En m'aidant de quelque observateur habile, je pourrai peut-être un jour combler une lacune que je suis obligé de laisser ici.

En attendant, je ne crois pas m'écarter de l'interprétation logique des faits, en attribuant au peu d'activité de la circulation capillaire chez les aveugles, résultant elle-même du défaut d'exercice et de la monotonie des impressions sensitives, la plus grande part dans la production de ce teint qui leur est propre.

L'enfant aveugle est par sa situation condanné à un état de calme et d'inaction qui est en général antipathique à l'enfance. Les jeunes voyants se livrent constamment à des exercices actifs et semblent avoir horreur du repos

---

(1) J. Molleschott, *Bulletin de l'Académie des sciences*, 1855.

parfait. L'aveugle au contraire ne se meut qu'avec crainte et ses mouvements sont nécessairement lents et rares. « Le repos est leur état ordinaire, comme l'agitation est celui des autres enfants, » dit avec raison M. Dufau (1), qui a décrit longuement l'influence de cette infirmité sur la constitution physique des jeunes aveugles. Leurs jeux ne sont pas très-vifs dans le premier âge; ils crient et sautent sur place en agitant leurs bras en l'air. Plus tard, la promenade peu rapide est en général leur seul exercice; ils arrivent souvent à l'âge de raison sans avoir couru. Cette inaptitude aux fonctions locomotrices paraît être plus prononcée, quand la privation de la vue est complète que chez celui qui sans distinguer les objets voit encore le jour.

On observe souvent chez eux, ainsi qu'on l'a constaté à l'institution des Jeunes Aveugles, le tempérament lymphatique et la scrofule. Cet état habituel de calme et d'inaction, à l'âge où l'enfant a surtout besoin de jeux et d'exercices, en est peut-être la cause. Il faut noter en outre que dans les premières années de la vie la cécité est souvent produite par les ophthalmies scrofuleuses, et que l'inaction ne peut qu'augmenter cette prédisposition fâcheuse.

Mais à part ce tempérament lymphatique qui tend généralement à diminuer, à mesure que l'on avance en âge, et laissant de côté les affections cérébrales qui ont pu causer ou compliquer la cécité, les aveugles dont l'infirmité est congéniale ou date des première années de la vie ne présentent point de particularité relativement à leur santé et nous offrent souvent des exemples de longévité.

L'inaction est encore plus prononcée chez les aveugles dont la cécité date de l'âge adulte. Il en est qui finissent par perdre en quelque sorte l'habitude des mouvements et

(1) Dufau, des *Aveugles*.

de la marche. Quelques-uns restent presque constamment couchés : d'autres en plus grand nombre ne sortent jamais de leur chambre. Cette inaction s'explique d'ailleurs par le peu d'intérêt que présente pour eux la promenade, et par la nécessité où ils sont de se faire conduire. Mais elle ne paraît pas avoir sur leur santé des conséquences très-graves. La dyspepsie à ses différents degrés qu'on observe souvent chez eux, paraît dépendre moins de cette cause que de la mélancolie qui suit la cécité dans les premiers temps. Cette inaction et le ralentissement de la circulation capillaire qui en résulte, les rend très-sensibles au froid.

L'obésité qu'ils présentent quelquefois et dont il existe actuellement plusieurs exemples aux Quinze-Vingts, est évidemment la conséquence de ce repos continuel des organes.

C'est encore à cette cause, à l'absence de tout travail pénible et aux précautions qu'ils prennent en marchant que doit être attribué le peu de fréquence des fractures chez les aveugles. Depuis dix ans je n'en ai observé qu'un seul cas.

On pourrait croire que les affections organiques du cœur présentent chez l'aveugle une fréquence ou une rareté exceptionnelle, suivant que l'on pense à leur état de repos habituel, ou que l'on réfléchit aux chagrins et à l'inquiétude qui les agitent. Mais le degré de fréquence de ces maladies n'étant pas déterminé chez les voyants, il est impossible d'émettre à cet égard une opinion formelle. Ce qu'il y a de positif, c'est qu'un grand nombre d'aveugles en sont atteints.

La cécité n'étant quelquefois qu'un des prodromes d'une affection cérébrale, souvent qu'une de ses conséquences, on conçoit que l'affection principale continuant ou reprenant sa marche momentanément suspendue, les aveuglés doivent être très-sujets aux affections cérébrales. C'est là un fait connu que nous nous bornons à constater.

Les douleurs de tête qui accompagnent souvent la cécité amaurotique, les conjonctivites chroniques et les diverses affections des yeux chez les aveugles, ont été décrites précédemment. Nous ne devons ici que les rappeler.

XV.

État des sens.

La vue étant propre à nous distraire par la quantité d'objets qu'elle nous présente à la fois, ceux qui sont privés de ce sens doivent naturellement porter plus d'attention aux objets qui tombent sous leurs autres sens (1). C'est à cette cause qu'on doit attribuer la finesse des sens dont les aveugles-nés sont doués et non point, comme on

---

(1) Muller a exprimé avec beaucoup de justesse cette vérité physiologique dans le passage suivant : « L'attention ne saurait se consacrer à un grand nombre d'impressions à la fois. Si plusieurs ont lieu en même temps, leur netteté diminue en raison de leur multiplicité; ou l'âme n'en perçoit qu'une bien distinctement, ou n'a qu'une notion confuse des autres, ou elle n'en est point du tout informée. Si l'attention est détournée des nerfs sensoriels et que l'âme soit plongée dans la méditation ou absorbée par des passions profondes, les sensations des nerfs demeurent complétement indifférentes au moi qui ne s'en aperçoit pas, c'est-à-dire qui n'en a pas la conscience, ou du moins en a une si faible que l'âme ne peut point s'y arrêter, à cause de la prédominance d'une idée fixe, ou qu'elle ne s'en souvient qu'au bout d'un certain laps de temps, quand l'équilibre est rétabli, quand l'idée qui l'occupait a en quelque sorte abandonné le plateau de la balance. On conçoit aisément, d'après cela, le degré de perfection que certains sens peuvent acquérir, lorsque d'autres demeurent dans une inaction absolue. L'attention alors ne se trouve plus partagée entre plusieurs sens, et elle se consacre tout entière à l'analyse des notions de celui qui l'occupe. »

(Muller, traduction de M. Jourdan, *Manuel de physiologie*, t. II.)

le disait jadis, à une supériorité réelle, par laquelle la nature les aurait dédommagés de la privation de la vue.

De l'ouïe. — L'ouïe acquiert chez eux une finesse qui nous explique ce que disent les romanciers de certaines peuplades de l'Amérique. L'oreille constamment attentive, entendant le plus petit son et jugeant avec une précision merveilleuse de sa direction, ils ont des inclinaisons de tête qui leur sont propres, et à tout moment ils penchent légèrement la tête de côté, pour mieux entendre, de même que nous la portons en avant pour mieux voir.

Non-seulement ils reconnaissent parfaitement les personnes à leurs pas, mais il leur suffit de les avoir entendues une fois pour qu'ils reconnaissent leurs voix avec la même facilité que nous reconnaissons le visage. La voix humaine a en effet pour eux des nuances qui nous échappent. Jamais ils ne se trompent sur la taille de l'individu qui leur parle : ils la jugent avec certitude par le niveau d'où partent les vibrations sonores. Cette notion, jointe à celle que leur donne le timbre de la voix, leur fait deviner l'âge avec assez de précision.

On dit aussi qu'ils jugent de certaines difformités du corps, et M. Rodenbach (1) croit qu'ils reconnaissent les bossus ; j'ai entendu affirmer ce fait par une aveugle intelligente qui prétend qu'elle ne s'y trompe pas et que la voix aurait alors un timbre particulier qui lui est facilement appréciable : ils jugeraient de même les difformités du visage par l'altération de la voix. Nous sommes porté à croire qu'il y a dans tout cela un peu de vrai et beau-

(1) M. Rodenbach, aveugle depuis l'âge de onze ans, est membre de la chambre des députés en Belgique, et a publié plusieurs écrits sur les aveugles et les sourds-muets.

coup d'exagération. Mais nous n'avons pas fait des observations en nombre suffisant, pour faire exactement la part de l'un et de l'autre.

Quant au sentiment de la beauté, aux sympathies et aux antipathies qu'excite chez nous la vue d'un visage, ces sentiments sont entièrement déterminés chez les aveugles par le son de la voix, qui est en effet la seule beauté qu'ils puissent apprécier.

Quand ils entrent dans une chambre, ils savent assez exactement par le son de leurs pas si elle est grande ou petite, si elle est ou non garnie de meubles. La vision est-elle chez eux totalement abolie, ils savent encore de quel côté vient le jour ou plutôt à quelle place se trouvent les fenêtres qu'ils reconnaissent à la différence de retentissement qui se produit du côté des ouvertures, et surtout, quand ce signe est applicable, à ce qu'ils entendent mieux par ces ouvertures les bruits qui viennent du dehors. Quand la chambre leur est connue d'avance, ils s'aperçoivent par les mêmes moyens si quelqu'un s'y trouve. Ils entendent d'ailleurs avec une facilité inouïe le bruit de la respiration et le moindre frôlement des vêtements (1).

Du toucher. — Le toucher nous avertit de la présence des corps : il nous éclaire sur leur forme, sur leur poids, sur leur température ; il nous fait connaître leur situation, par rapport à notre propre corps et aux corps environnants, et conduit ainsi l'esprit par une transition insensible

(1) Je ne serais donc pas étonné que l'observation suivante de M. Dufau fût exacte, quoique je ne l'aie pas vérifiée : « Souvent j'en ai vu n'avoir besoin, pour reconnaître que quelqu'un était dans un appartement, que de frapper du pied ou de jeter un cri léger à la porte. Leur oreille percevait la différence de la vibration de l'air contenue dans la pièce, suivant qu'elle était libre ou occupée. » DUFAU, *loc. cit.*

à la notion du nombre, à celle de l'étendue et à celle de l'espace. En nous fournissant les preuves les plus démonstratives de l'existence des corps, il nous distingue et nous sépare par là même du monde extérieur et nous donne la conscience de notre existence propre (1).

Si déjà ce sens est appelé à nous rendre de tels services, de quelle utilité ne doit-il pas être pour l'aveugle, qui ne peut connaître que par son intermédiaire la forme des corps et qui est forcé par les besoins de la vie, habitué par la réflexion à mieux en juger les impressions? Aussi, ce sens a-t-il acquis chez eux un degré merveilleux de finesse et de précision. Les aveugles distinguent sans peine les plus petites aspérités des corps. Saunderson savait, dit-on, reconnaître si une médaille était vraie ou fausse, et quelques-uns parviendraient, d'après certains observateurs, le célèbre Leibnitz entre autres, à distinguer au grain certaines couleurs les unes des autres. Je ne crois pas à ces observations, mais ce que je puis affirmer, c'est que je connais plusieurs aveugles qui sont horlogers; ce qui exige déjà une perfection de tact que tout le monde comprend.

Le plus petit courant d'air leur est appréciable et leur sert à se diriger. Ils sont avertis qu'un obstacle se trouve devant eux, pour peu que cet obstacle ait de l'étendue, par une sorte de refoulement de l'air sur le visage. Il m'est arrivé souvent dans les couloirs de l'hospice, voyant venir rapidement à ma rencontre une aveugle-née que je savais douée d'une grande sensibilité tactile, de rester immobile, précisément dans sa direction; arrivée à un ou deux pas de moi, elle s'arrêtait presque

(1) J. Béclard, *Traité élémentaire de physiologie*, 1855.

et cherchait avec la main, s'il n'y avait point d'obstacle. — Dans leurs promenades et à défaut d'autre indice, ils comptent aisément par les courants d'air le nombre des rues transversales, et jugent ainsi du chemin qui leur reste à faire.

Ils apprécient assez exactement l'état de l'atmosphère par les sensations des nerfs tactiles exposés à son influence, et probablement aussi par l'impression qu'en éprouve leur système nerveux entier, nécessairement très-développé.

Plusieurs aveugles chez lesquels le sens de la vue était totalement aboli, m'ont affirmé que cependant ils savaient quand il faisait jour. Mais je suis tenté de croire qu'ils sont dupes d'une illusion, et qu'ils sont bien plutôt guidés dans cette appréciation par la différence des bruits qu'on entend le jour et la nuit, et par suite des habitudes de la vie, que par une différence d'impressions tactiles qu'on ne saurait trop comprendre.

L'augmentation de la sensibilité tactile chez les aveugles peut être constatée directement et mesurée à l'aide du moyen très-ingénieux dû à M. Weber. Ce moyen consiste à chercher, à l'aide d'un compas, quelle distance il faut donner à deux pointes qui touchent en même temps la peau, pour que ces deux pointes produisent deux impressions séparées et soient senties isolément. M. Weber a trouvé ainsi que la pointe de la langue distingue les deux impressions, lorsque l'écartement des pointes du compas n'est que de 1 millimètre, et que l'extrémité des doigts de la main, c'est-à-dire la face palmaire de la dernière phalange, ne distingue les deux impressions que lorsque les pointes sont écartées de 1 millimètre et demi. J'ai répété ces expériences sur deux aveugles-nés les plus heureusement doués, et il m'a paru que leurs doigts percevaient les deux impressions, alors même que l'écartement des

7

pointes du compas était moindre, et que la sensibilité de l'extrémité palmaire des doigts de la main était aussi développée chez eux, que l'est généralement la sensibilité de la pointe de la langue chez un voyant.

Odorat et goût. — L'odorat est peut-être plus développé chez les aveugles, mais en aucun cas ce développement n'atteint un degré qui ait lieu de nous surprendre. Ce sens leur est très-utile dans leurs repas et leur sert aussi pour reconnaître certains corps, quand les notions que leur donne le toucher sont insuffisantes. Mais il ne paraît pas leur causer de jouissances plus vives qu'aux autres hommes, quoique leur impressionnabilité aux odeurs paraisse plus prononcée. Je n'ai pas rencontré d'aveugle, quelle que fût sa situation de fortune, qui recherchât avec passion les odeurs suaves, qui y trouvât un véritable bonheur. Et un amaurotique dont j'ai déjà parlé, qui dans une fièvre typhoïde, a perdu complétement l'odorat en même temps que la vue, ne m'a jamais exprimé le regret de ne plus sentir les odeurs.

Au reste, ce fait n'a rien qui ne s'accorde avec ce qu'on aurait pu déduire des connaissances physiologiques. Le sens de l'odorat est chez l'homme un sens rudimentaire, et pour qu'il pût nous procurer des jouissances réelles et dont la perte nous fût très-pénible, il faudrait que ce sens fût plutôt transformé que perfectionné.

Les prévisions sont moins exactement justifiées peut-être, en ce qui concerne le sens du goût. Les jouissances que ce sens nous procure, sont autrement développées que celles que nous donne l'odorat. C'est à ce point qu'un auteur qui a cherché plus à amuser le lecteur qu'à l'instruire, mais chez lequel cependant le physiologiste peut trouver plus d'une observation fine et délicate, que Brillat-Savarin a pu écrire « le goût se perfectionne, au lieu de s'émousser, à mesure qu'on avance en âge ; il semble que la nature ait voulu par le perfectionnement de ce sens nous dédommager de la perte de tous les autres. » Sans que cette remarque de l'ingénieux écrivain cesse d'être vraie, il est vrai aussi pourtant que le goût ne se développe pas chez l'aveugle, d'une manière plus prononcée, que l'odorat auquel il est étroitement lié, et que les aveugles ne trouvent pas dans la table plus de jouissances que le commun des hommes.

Ce fait ne prouve-t-il pas que le développement anormal du toucher chez l'aveugle au lieu d'être, comme on le disait jadis, une compensation généreuse donnée gratuitement par la nature clairvoyante, est tout simplement, ainsi que nous l'avons déjà dit, le résultat d'un exercice plus grand qu'à l'état normal, exercice devenu nécessaire chez les aveugles pour la plupart des actes de la vie. Le goût et l'odorat, au contraire, ne peuvent pas être, pour ces infortunés, d'un secours beaucoup plus grand que pour les voyants. Aussi ces deux sens restent-ils, ou peu s'en faut, au même degré de développement chez les uns et chez les autres.

En résumé, on peut dire que les sens qui peuvent plus ou moins suppléer au sens perdu, ont seuls pris chez les aveugles un développement exagéré, quelquefois même presque maladif. En général, les aveugles ne peuvent entendre du bruit : ils en ont en quelque sorte horreur. Quand on fait du bruit près d'eux ils perdent toutes leurs facultés, ils sont exactement dans la position d'un voyant qui est ébloui par une lumière trop vive. La finesse excessive de l'ouïe provenant d'une irritabilité excessive du nerf auditif, correspond exactement à la photophobie. Un aveugle m'a souvent raconté qu'il avait été, pendant plusieurs années, sans pouvoir entendre le plus petit bruit et que les seuls battements d'une montre lui étaient extrêmement pénibles.

Privation d'un autre sens. Il n'est pas très-rare d'observer des aveugles qui sont en outre privés d'un autre sens, et le plus ordinairement du sens de l'ouie. On cite des sourds-muets qui sont en même temps atteints de cécité, soit congéniale, soit survenue dans les premières années de la vie. Si l'on en croyait M. Dufau, le nombre des êtres affectés de cécité et de mutisme serait même assez considérable dans certaines contrées, puisqu'il prétend qu'en Suède, on a compté jusqu'à quatre-vingt-dix de ces infortunés, c'est-à-dire le vingt-quatrième du nombre total des aveugles de la monarchie. Mais cette fréquence nous paraît tout au moins extraordinaire.

La réunion sur un même individu de la cécité et du mutisme offre surtout de l'intérêt au point de vue de l'éducation, qui présente alors de grandes difficultés. On pourra voir dans une relation lue en 1845 à l'Académie des sciences morales et politiques, comment M. le Dr Howe, de Boston, a su néanmoins vaincre toutes ces difficultés dans l'éducation de la jeune Laura Brigeman, et à quel point il a pu développer les facultés de cette enfant sourde-muette, aveugle et sans odorat.

La surdité complique plus fréquemment la cécité amaurotique, et cela se comprend aisément en raison des affections cérébrales qui ont pu déterminer l'amaurose ; mais parfois aussi elle survient sans qu'aucune affection cérébrale ait existé ou se manifeste plus tard. Un des membres de l'hospice, atteint d'amaurose à trente-six ans, éprouvait, en même temps que sa vue faiblissait, des bourdonnements dans les oreilles. Peu de mois après que la cécité était complète, il était en outre affecté de surdité. Cet homme est âgé aujourd'hui de soixante-trois ans, et a constamment joui d'une bonne santé ; il a conservé toutes ses facultés intellectuelles, et, malgré sa double infirmité, il circule encore dans l'hospice avec une grande facilité, et fait lui-même toutes ses affaires. On parvient d'ailleurs à lui faire entendre quelques mots, et il en est de même de plusieurs autres aveugles chez lesquels la surdité est survenue lentement, soit par les progrès de l'âge, soit par suite d'une lésion des centres nerveux.

Mais un homme de ma connaissance, âgé de cinquante ans, a perdu en quelques jours les deux sens de la vue et de l'ouïe, par suite d'une affection cérébrale aiguë qui a été caractérisée d'épanchement ; il n'en a pas moins conservé son intelligence presqu'intacte, et veut encore administrer lui-même sa fortune. Il est tellement sourd qu'on ne peut parvenir à lui faire entendre aucun son. Pour se faire comprendre de lui, on lui présente successivement de grosses lettres en relief détachées. Sa sensibilité tactile, quoique affaiblie, lui permet encore d'en apprécier la valeur et d'interpréter ce qu'on veut lui dire : il n'est pas d'autre moyen de correspondre avec lui. Je cite ce fait parce que des cas semblables peuvent se présenter dans la pratique.

Le sens de l'odorat peut aussi être aboli, et, par conséquent, le sens du goût plus ou moins diminué. Nous en avons rapporté un exemple.

XVI.

Facultés intellectuelles et morales.

L'intelligence des aveugles-nés n'est pas généralement très-développée. Le désir d'intéresser la société à leur sort a pu seul faire émettre l'opinion contraire et leur faire attribuer une intelligence exceptionnelle. Sans doute, il est juste de leur tenir compte des difficultés qu'ils ont à s'instruire sans le concours de la vue, des plus grands efforts qu'ils ont dû déployer, et le résultat qu'ils obtiennent est déjà fort extraordinaire ; mais, en dernière analyse, on cite parmi eux un très-petit nombre d'hommes d'un vrai mérite.

Doués en général d'une mémoire heureuse, il n'y a point à leur demander de l'imagination poétique; leur caractère grave et réfléchi les porte plutôt à l'abstraction, et les rend plus aptes à l'étude des sciences mathématiques. Quelques aveugles-nés se sont distingués dans l'étude de ces sciences.

Les aveugles-nés, généralement timides, sont portés à la défiance; leur timidité n'empêche pas d'ailleurs qu'ils ne soient remplis d'amour-propre. Diderot a dit qu'ils devaient être inhumains, parce qu'ils ne voient pas le sang couler; le docteur Guillié a voulu également qu'ils fussent complétement dépourvus de sensibilité et peu portés à la reconnaissance. D'autre part, M. Dufau leur attribue de grandes qualités. Il y a là évidement de l'exagération de part et d'autre : les aveugles-nés sont bons ou méchants comme les autres hommes. Peu expansifs, ce qui tient probablement à leur état de défiance habituelle; pensant beaucoup à eux-mêmes, ils expriment peu la sensibilité, et les émotions viennent rarement se peindre sur leur grave physionomie ; mais il en est cependant qui ont une sensibilité vive et un cœur excellent.

Ils sont ordinairement heureux, car ils ne peuvent regretter un bien qu'ils n'ont jamais connu, dont ils n'ont pas la moindre idée : « J'ai veu, dit Montaigne, un gentilhomme de bonne maison, aveugle nay ou du moins aveugle de tel aage qu'il ne sait ce que c'est que de veue; il entend si peu ce qui luy manque qu'il use et se sert comme nous des paroles propres au veoir et les applique d'une mode toute sienne et particulière. » C'est en effet une chose digne de remarque que les aveugles entraînés par l'exemple des autres hommes, et imitant leur langage, se servent à tout moment du mot *voir*.

Mais on conçoit aisément que cette expression n'a nullement dans leur bouche l'acception que nous lui prêtons. Elle exprime purement et simplement une des qualités ou un ensemble de qualités dont on peut se faire une idée à l'aide des autres sens, mais de ces qualités seulement. Il n'y a donc rien de bien étonnant que les aveugles n'ayant jamais connu les sensations visuelles, ne puissent en regretter la privation.

Ils trouvent dans les travaux qui leur ont été appris, dans leurs procédés particuliers d'écriture et de lecture, dans la musique, dans les jeux faits exprès pour eux, des plaisirs suffisants, et mènent ainsi l'existence heureuse qui convient au calme de leur esprit.

Les aveugles-nés forment, il faut bien le dire, une sorte de monde à part. Ils n'ont pas les mêmes goûts, les mêmes idées que les autres hommes : ils ont des jouissances qui nous sont inconnues, et si l'éducation et leur contact avec les autres hommes n'étaient venus modifier leurs instincts, ils ne vivraient pas de notre vie ; ils nous étonnent par leur adresse, par le bonheur dont ils jouissent, excitent ainsi les sympathies, mais ne doivent pas comme ceux qui deviennent aveugles dans le cours de la vie, inspirer une pitié profonde.

Si, au lieu d'être congéniale, la cécité est survenue dans l'enfance, l'aveugle oublie peu à peu les impressions lumineuses qu'il a reçues. Le souvenir de la lumière et des couleurs, s'efface insensiblement de sa mémoire, les autres sens se développent, et finalement il se trouve dans les mêmes conditions que si son infirmité datait du berceau.

Il n'en est plus de même, si la cécité survient à l'âge adulte. Quelle qu'en soit la cause, si elle n'est pas le résultat de longues maladies, lui ayant permis de s'habituer à cette pensée, l'aveugle est inévitablement, pendant les premières années au moins, plongé dans le désespoir le plus profond, sur lequel nous reviendrons plus loin.

Cependant le sens de l'ouïe ne tarde pas à se développer, sans jamais acquérir toutefois la finesse que l'on observe chez l'aveugle-né. Ce sens se perfectionne pour ainsi dire à l'insu de l'aveugle; mais il n'en est pas de même du toucher, qui ne peut avoir de précision sans une certaine étude, sans quelques efforts de la réflexion. Or, il est rare que chez l'homme devenu aveugle, surtout s'il a perdu la vue passé l'époque de la jeunesse, ce sens qui lui est si utile pour les besoins matériels de la vie, acquière jamais un développement marqué, soit parce qu'il n'y met pas assez de persévérance, soit parce qu'il est dans l'âge ou toute chose s'apprend difficilement.

Il faut voir comme sa marche diffère de la marche de l'aveugle-né. Celui-ci, pour peu qu'il soit depuis quelque temps dans l'hospice, va partout avec facilité, se contentant de tendre la main en avant, là ou il craint de trouver un obstacle, et se suffit à lui même en toute chose. L'autre au contraire, et principalement celui qui ne devient aveugle que vers l'âge de 40 à 50 ans, est bien longtemps avant de se hasarder seul dans un couloir : il est en quelque sorte incapable de tout.

Il conserve une pleine et entière intuition de la lumière et des couleurs, quelle que soit la cause de la cécité et quand bien même, contrairement à l'opinion de Muller (1), la rétine et le nerf optique sont atteints de paralysie. Il se représente dans ses pensées, et tels qu'il les voyait, les objets ou les personnes qu'il a connues. Il y a même cela de curieux qu'il ne peut parler à un nouvel individu sans s'en créer une image plus ou moins exacte.

La nuit, il a des rêves qui, dans les premiers temps qu'il est aveugle, le reportent à l'époque où il jouissait du sens de la vue. Il voit distinctement toutes choses telles qu'il les connaissait alors, et ces images de la mémoire lui font croire qu'il a recouvré la vue ; il éprouve d'abord une joie infinie ; mais quand le rêve est terminé, quand il s'éveille, il ressent un profond chagrin. Après quelques années, ces rêves deviennent seulement agréables et le réveil ne cause plus qu'un regret.

Quand il y a longtemps qu'ils ont perdu la vue, il peut arriver que les aveugles ne rêvent plus de choses visibles, et que dans leurs songes les objets extérieurs se représentent à eux tels qu'ils en ont conscience, quand ils sont éveillés. Mais le plus grand nombre rêvent pendant fort longtemps, sinon toujours, des objets visibles. Muller cite l'exemple d'un homme de soixante-six ans, ayant perdu la vue à quarante-huit ans, dont les songes se rapportaient toujours au temps où il jouissait encore de la faculté visuelle. Je connais un homme de soixante-trois ans, qui est devenu aveugle par suite de staphylômes opaques, à l'âge de vingt-deux ans. Dans ses rêves les objets extérieurs lui apparais-

---

(1) Muller dit (*Manuel de physiologie*, t. II, p. 270) : « Un homme, devenu aveugle pendant sa jeunesse par l'obscurcissement des milieux transparents, doit conserver une pleine et entière intuition de la lumière et des couleurs, quand la rétine et le nerf optique n'ont pas souffert. » L'intégrité du nerf optique ne nous paraît pas nécessaire, puisque cette intuition subsiste chez les amaurotiques.

sent quelquefois tels qu'il les voyait dans sa jeunesse, d'autres fois, tels qu'il les connaît depuis qu'il est aveugle. C'est là, à n'en pas douter, le cas le plus fréquent.

Pendant les premières années l'aveugle pense constamment à son infirmité, n'a d'autre pensée, d'autre désir que de retrouver la vue. C'est cette préoccupation unique qui explique l'objet constant de ses rêves et ses longues insomnies.

Il est toujours inactif, inoccupé, car il ne connaît ni les travaux, ni les jeux ni les plaisirs ordinaires des aveugles-nés. Habitué à l'indépendance, il se voit tout à coup placé dans l'esclavage le plus complet. Le moindre de ses actes doit être connu de ceux qui l'entourent. En toute chose il a besoin de leur aide. Les joies de la famille ont nécessairement diminué sous l'influence de ces préoccupations constantes, des souvenirs pénibles qui l'assiégent et de cette dépendance continuelle envers ceux que souvent il était habitué à protéger.

En outre il sait mal se servir des sens qui lui restent. Le goût et l'odorat peuvent donner des jouissances à l'esprit calme et tranquille, mais ne sont pour cet aveugle que d'un faible secours. L'ouïe, en même temps qu'elle se développe, acquiert une susceptibilité excessive et qui, dans ce cas surtout, doit être comparée à la photophobie. Le moindre bruit les irrite d'autant plus que, sous l'influence de ces diverses causes, leur système nerveux est devenu plus impressionnable.

Il est remarquable que cette mélancolie est plus grande si l'aveugle ne peut distinguer la clarté du jour de l'obscurité de la nuit. Cette seule perception est en effet pour lui, comme je l'ai dit plusieurs fois, une très-grande jouissance. Il y a quelques mois, un aveugle ayant les cornées presque complétement opaques, mais distinguant encore le jour, était menacé d'une perforation de la cornée, et j'essayai de lui tenir les paupières fermées à l'aide de taffetas d'Angleterre. Jamais il n'y voulut consentir. Ce serait, pour moi, me disait-il, un grand malheur, je croirais ne plus revoir le jour. Heureusement, il guérit sans cette précaution.

Dès les premiers temps de son existence, la cécité s'accompagne d'une mélancolie plus ou moins profonde, mais qui habituellement se dissipe en grande partie, toutefois après quelques années. Les femmes m'ont paru moins accessibles que les hommes à cette affection et elles supportent en général mieux que ces derniers leur infirmité.

Il serait naturel de présumer à l'avance que ces graves perturbations morales, auxquelles aucun aveugle adulte ne peut échapper, doivent entraîner des désordres dans les facultés intellectuelles, qui sont si intimement liées aux facultés morales. Les faits ne confirment que trop ce que le raisonnement pouvait faire prévoir.

L'aveugle en peu de temps devient défiant et soupçonneux : habitué à être constamment servi, il est devenu volontaire et exigeant ; l'esprit toujours inquiet, il est extrêmement susceptible et d'une irritabilité excessive qui rend la vie pénible à ceux qui l'entourent, et exige de leur part des soins et des ménagements infinis ; il est moins affectueux et moins sensible au malheur des autres.

Mais quelquefois, les désordres intellectuels et moraux ne s'arrêtent pas à cette limite. Je ne puis comprendre comment on a dit que l'aliénation mentale était rare chez les aveugles. On a prétendu que l'état de calme et de rectitude de leur jugement les mettait à l'abri des aberrations auxquelles notre imagination nous livre fréquemment et les préservait ainsi de la folie. Cette théorie qui ne pourrait, en tout cas, être vraie que pour l'aveugle-né, ne lui est même pas applicable, car j'ai sous les yeux divers exemples d'aveugles-nés qui ont été atteints de folie. Mais il est vrai de dire cependant que cette maladie se rencontre surtout chez celui dont la cécité n'est survenue qu'à l'âge mûr; et l'on peut même ajouter qu'il est exceptionnel que celui-là conserve ses facultés intellectuelles et morales, dans toute la plénitude qu'elles avaient auparavant.

Sur deux cent vingt aveugles environ sur la vie desquels j'ai eu des renseignements précis, et laissant de côté ceux qui sont atteints d'une lésion cérébrale appréciable, j'en trouve vingt-sept qui ont présenté des désordres intellectuels, variant depuis l'hypocondrie jusqu'à la manie, les hallucinations et la démence.

D'où vient cette énorme proportion? je ne chercherai pas à suppléer, par une explication, aux enseignements que l'expérience nous réserve sans doute sur cette question. Mais je crois pouvoir remarquer qu'il n'y a que deux influences auxquelles il me semble possible d'attribuer cette fréquence extrême des aberrations intellectuelles et morales chez les aveugles : l'influence du chagrin plus ou moins profond que nous avons dit résulter de la cécité ; l'influence des altérations organiques qui peuvent l'accompagner, qui souvent même la produisent, ainsi que nous l'avons déjà dit. Ces deux causes exercent sans doute simultanément leur action, et pour déterminer la part qui revient à chacune d'elles, il faudrait voir si les aberrations intellectuelles sont plus ou moins fréquentes chez les aveugles qui supportent avec calme leur infirmité que chez ceux qui en sont profondément affligés. Mais à quelque résultat que doive conduire cette recherche, qui, pour être concluante, doit porter sur des faits aussi nombreux que difficiles à recueillir, il restera démontré qu'un certain nombre d'affections intellectuelles et morales qu'on observe chez les aveugles, doivent être rapportées directement aux lésions organiques qui produisent en même temps la cécité; et la science trouvera dans ce fait un puissant argument en faveur de la doctrine qui considère l'aliénation mentale comme une conséquenee d'altérations cérébrales matérielles, possibles à constater dès aujourd'hui, ou que des moyens d'investigation plus perfectionnés nous permettront de connaître plus tard.

Ces brèves considérations exposées, présentons maintenant en peu de mots quelques-uns des spécimens d'aberrations mentales qui ont passé sous nos yeux.

— Une dame de soixante-six ans, occupant une bonne position sociale, devient aveugle en huit mois, par suite d'une ophthalmie profonde. Elle avait perdu la vue depuis un an environ, quand je fus appelé près d'elle.

Je fus étonné à son aspect de la douleur profonde dans laquelle elle paraissait plongée. Elle attendait ma visite avec une anxiété extrême, et quand, après avoir examiné ses yeux, je me préparais à lui donner quelques consolations et à lui prescrire une hygiène convenable, je dus, en raison du désespoir que je craignis de lui causer et des signes qui me furent faits par la famille, lui donner l'espérance qu'une opération permettrait plus tard de lui rendre la vue.

Mais les espérances trop éloignées que je lui donnai ne suffisaient pas à calmer sa douleur. Je lui conseillai quelques promenades; mais cela, me disait-elle, lui était trop pénible en lui rappelant le temps passé, et le bruit de la rue lui faisait mal. Le même motif l'empêchait de se faire lire les ouvrages qu'elle aimait jadis; le son de la voix même l'impressionnait péniblement; en effet, à chaque instant et au moindre bruit on la voyait tressaillir. L'ayant engagée à prendre une alimentation plus abondante afin de retrouver des forces et d'être dans de meilleures conditions pour l'opération, elle n'avait pas, disait-elle, le courage de manger sans voir ce qu'elle mangeait.

Elle demandait seulement à n'être plus plongée dans la nuit; elle aimerait encore à vivre, si elle pouvait, comme quelques mois auparavant, distinguer le jour.

Une jeune femme qu'elle avait élevée et qui lui rendait avec amour les tendres soins qu'elle en avait reçus, toute une famille qui consacrait sa vie à la consoler, en tirait à peine quelques réponses empreintes du désespoir le plus profond. Ici la lipémanie était complète et, en raison des altérations qu'avait subies la santé et l'intelligence, paraissait irrémédiable. Le suicide même était à craindre.

— Un ancien ouvrier en soie, âgé de quarante-neuf ans, est devenu aveugle à vingt ans, par l'explosion d'un artifice. Ses souffrances ont commencé, nous a-t-il dit, peu d'années après qu'il avait perdu la vue, mais elles ont depuis lors beaucoup augmenté.

Cet homme est agité par des craintes continuelles; il a peur d'attenter à sa vie ou à celle des autres. Il habite au rez-de-chaussée une chambre insalubre, mais il ne pourrait pas demeurer plus haut, car il craindrait de se jeter par la fenêtre. Il va rarement visiter les personnes qui habitent un étage élevé, car la même crainte s'empare de lui immédiatement. Passe-t-il sur un pont, il a peur de ne pas résister à la pensée de se jeter à l'eau. Tient-il dans la main un instrument quelconque, il craint de s'en servir pour frapper quelqu'un. Il est ainsi dans un état de lutte continuelle entre ses instincts et sa raison, dans un état de crainte incessante de ne pouvoir toujours résister à ses mauvaises inspirations ; il espère bien, dit-il, qu'il en triomphera; mais c'est pour lui un chagrin profond d'être obligé de lutter sans cesse contre de semblables pensées.

Ajoutez à cela qu'il se préoccupe vivement de sa santé, et se plaint de douleurs vives, sans pouvoir dire où il les éprouve. Il a peu d'amis, vit très-retiré et passe le plus de temps possible à faire du filet, car le travail le distrait un peu de ses idées ; mais elles l'obsèdent sans cesse, et la nuit surtout, quand il ne peut dormir, il est agité par ces craintes imaginaires, par ces chagrins sans motif.

— Un cultivateur, devenu aveugle à vingt-deux ans, *voit* autour de lui constamment une poussière qui le brûle, et qu'il accuse sa famille de répandre dans sa chambre. Il va gravement prendre dans une armoire une bouteille renfermant cette poudre que l'on répand autour de lui pour l'empoisonner. Cet homme, si j'en crois les renseignements qui m'ont été donnés, était jadis un ouvrier plein de bon sens.

— Un autre villageois *voit* constamment tomber de son front des petits vers qu'il compare à des gouttes de liquide, et me demande gravement si je crois que sa vie est sérieusement menacée. Cet homme n'a jamais été adonné à l'ivrognerie.

— Un autre, ancien tailleur, jadis bon et excellent homme, est atteint de manie complète, et a eu récemment encore un accès de manie furieuse.

— Une ancienne femme de chambre est également maniaque. Elle est restée au lit plus d'un an sans vouloir se lever; elle refuse d'exécuter aucun mouvement; prenant peu d'alimentation, elle était réduite à une maigreur extrême et présentait des symptômes de scorbut. Je la fis mettre à l'infirmerie; mais là, ayant refusé toute nourriture, je dus l'envoyer à la Salpêtrière, d'où elle est revenue améliorée, mais non guérie.

En dehors de ces états de folie complète, voici quelques autres observations où les désordres intellectuels sont encore très-manifestes et curieux.

— Un homme d'un esprit distingué, qui avait déjà obtenu de brillants succès dans le barreau, eut à l'âge de trente-huit ans une fièvre typhoïde. Il s'aperçoit, pendant la convalescence, que sa vue, excellente avant la maladie, avait sensiblement faibli, et, quinze jours plus tard, il était totalement aveugle. L'amaurose était si complète qu'elle ne lui permettait pas même de distinguer le jour de la nuit. La vue n'était point le seul sens qu'il eût perdu ; l'odorat avait également disparu, et par suite le goût ne recevait que de rares impressions.

Dans les premiers temps, il éprouva une tristesse extrême; il ne comprenait pas que l'on pût vivre étant aveugle; il rêvait chaque nuit qu'il recouvrait la vue et c'était pour lui un nouveau chagrin. Cependant une piété profonde le soutint, et, après une année de mélancolie, il put encore trouver du bonheur dans sa position.

Il y a actuellement six ans qu'il a perdu la vue, et il a encore par la mémoire l'intuition complète de la couleur et de la forme des objets.

La compression du globe oculaire ne détermine aucun phénomène subjectif de vision.

Le toucher lui permet de reconnaître les objets avec plus de précision qu'il ne le faisait jadis, parce qu'il a acquis, dit-il, peu à peu l'habitude de réfléchir sur les objets qu'il touche. Il sent facilement les courants d'air, et a même quelquefois la connaissance des obstacles qui se trouvent sur son chemin.

Il est extrêmement sensible aux intonations de la voix humaine. La première fois qu'il parle à une personne, il se constitue un individu physique depuis les pieds jusqu'à la tète, et qu'il sache ou non s'être trompé, cet individu ne varie plus; il conserve l'impression de l'image physique qu'il s'en est faite. C'est de la même manière qu'il se compose l'être moral et qu'il se sent ou non entraîné vers lui.

Le bruit lui est très-pénible et lui fait grand mal. Malheureusement il arrive souvent que ce bruit, dont il se plaint avec aigreur, n'existe que dans son imagination.

Il est d'une irritabilité excessive qu'il ne peut pas toujours maîtriser. Constamment plongé dans ses méditations, il recherche la solitude et ne veut voir personne. Il se plaint de ce que l'aveugle est observé par tous, de ce qu'on veut qu'il ait le même caractère que le voyant.

Finalement, il fuit le monde, reste constamment seul, soit dans sa chambre, soit dans un coin de la promenade. Il a encore par moments une conversation agréable; mais il est constamment préoccupé du bruit qui l'entoure, de la crainte qu'on ne l'observe, et toujours absorbé dans ses méditations religieuses. Il a d'ailleurs un teint maladif, de la dyspepsie, et est dans un état de maigreur extrême.

— Une femme du monde, d'un caractère excellent, perd la vue à quarante ans par amaurose; elle avait toujours eu la vue faible, et, depuis plusieurs années, elle n'y voyait que de côté. Elle avait environ soixante-cinq ans, quand je la connus. Elle était remarquable par une irritabilité extrême et par des colères que l'on avait peine à calmer. Encore tendre et affectueuse, elle s'occupait avec amour de ses petits enfants, mais elle offrait deux particularités curieuses : elle ne cessait pas de parler à haute voix quand elle était seule, et elle convenait difficilement qu'elle était aveugle.

La nuit, elle avait presque constamment une lumière près d'elle, ce qui était pour sa famille un objet de crainte continuelle ; elle ne s'endormait jamais qu'à une heure avancée et se levait généralement très-tard. Un jour, après être parvenu avec peine à examiner ses yeux, elle finit par m'avouer qu'elle distinguait à peu près le jour, mais que surtout elle voyait assez bien la lumière d'une lampe ou d'une bougie. C'était afin que sa famille ne lui enlevât pas cette jouissance, qu'elle cherchait à dissimuler son infirmité. Elle devait sans doute à ce faible reste du sens de la vue de n'être point atteinte de désordres intellectuels plus grands.

— Un ancien conducteur de diligences, aveugle par suite d'amaurose, homme excellent et paraissant intelligent, venait très-souvent me consulter, tantôt pour une constipation opiniâtre, tantôt pour des étourdissements et des douleurs de tête. Il fut bientôt évident que j'avais affaire à un hypocondriaque. Mais, l'ayant toujours écouté avec patience, il finit un jour par me raconter avec un grand abandon, non-seulement ce qu'il éprouvait, mais ce qu'il avait ressenti aussitôt après avoir perdu la vue.

Quoiqu'habitué depuis deux ans et demi que durait sa maladie à la triste pensée qu'il deviendrait aveugle, il était tombé dans une profonde tristesse. Son frère, chez lequel il s'était retiré à la campagne, avait tout essayé pour lui donner du courage et des distractions, mais notre pauvre aveugle devenait chaque jour plus irritable. Il était injuste envers ce frère. Le bruit lui faisait un mal affreux; il avait été, par profession, habitué au roulement des voitures; actuellement ce bruit le rendait malade. Il cherchait donc la solitude, et quand un événement extérieur, quelque futile qu'il fût, venait le troubler dans cette solitude, il tressaillait comme à l'approche d'un grand danger. Une fois, un chat passait près de lui, il éprouva une peur véritable.

La nuit il rêvait, et ses rêves, se rapportant toujours à son ancienne profession, lui causaient pendant leur durée une joie infinie. Il s'éveillait convaincu qu'il y voyait; puis, quand il revenait à la réalité, il éprouvait un redoublement de tristesse. Ces rêves, les insomnies qui en étaient souvent la conséquence, ont disparu après quelques années. Mais le bruit lui est toujours pénible ; il tressaille encore à tout moment; il est devenu très-adroit, et, cependant, il aime la solitude ; il continue à fuir le monde. Il est très-impressionnable, très-irritable et la société lui est désagréable, parce qu'il craint la moindre contradiction. Il reçoit avec plaisir la visite de sa sœur ; mais, sans aucun motif, il l'aime moins que jadis; il avoue lui-même qu'il est moins bon, moins sensible.

—Un autre est un hypocondriaque qui vient de temps à autre nous consulter, cachant soigneusement sous son bras un vase qu'il ne veut laisser voir à personne, et qui renferme les crachats qu'il a expectorés depuis plusieurs jours.

—Un autre entend régulièrement chaque nuit les voleurs qui passent au-dessus de sa chambre et frappent à sa porte.

—Un autre reste dans une immobilité complète; il est couché presque constamment, il ne veut voir personne, et quand par hasard il sort de sa chambre, il ne cesse pas de se parler seul et à voix haute.

On voit, par ces exemples, dans quelles conditions exceptionnelles se trouvent placés les aveugles, sous le rapport des facultés intellectuelles et morales. Mais, pour se faire une idée complète de la fréquence que présentent chez eux les désordres de ces facultés, je dois rappeler que j'ai éliminé du tableau de ces désordres tous les aveugles, qui, outre l'aberration psycho-sensorielle, étaient atteints d'une lésion physique appréciable des centres nerveux, de même que ceux qui n'avaient que de l'hypocondrie à un faible degré ou des bizarreries de caractère déjà fort extraordinaires. En sorte que si j'avais compris ces derniers parmi ceux dont les facultés cérébrales avaient été altérées par suite de la cécité, je serais arrivé à des proportions bien autrement élevées. Mais en supposant même que l'influence de la cécité sur le moral se renfermât dans les limites que j'ai posées, cette influence n'en est pas moins des plus remarquables et digne au plus haut degré de l'attention des psychologues.

Les désordres intellectuels et moraux ne paraissent pas propres à telle espèce de cécité plutôt qu'à telle autre ; je les ai observés chez tous les aveugles indistinctement, et, autant qu'il m'a été possible d'en juger, dans des proportions à peu près égales. Les amaurotiques en particulier ne présentent sous ce rapport rien de spécial. Toutefois, il ne faut pas oublier que je parle surtout des aveugles qui étaient déjà parvenus à l'âge adulte, quand ils ont été atteints de leur infirmité.

—Que peut-on faire contre cette tristesse, ces bizarreries extraordinaires, contre ces désordres intellectuels et enfin contre cette aliénation qui survient chez les individus devenus aveugles. Ici, le changement de lieu, les voyages ordinairement si utiles dans le traitement de la mélancolie, les distractions généralement usitées, ne peuvent qu'accroître la tristesse de l'aveugle en augmentant aussi les embarras de sa vie.

Les promenades les mieux choisies, à l'abri du bruit, lui sont même désagréables en lui rappelant le passé et surtout en ce qu'elles ne peuvent avoir pour lui aucun attrait. Mais cependant elles sont indispensables pour prévenir les fâcheux effets que pourrait exercer sur la santé une inaction complète, succédant tout à coup aux habitudes ordinaires de la vie. Il faut donc l'y obliger ou tâcher de les lui rendre agréables. J'ai soigné, il y a quelques années, un ancien militaire qui avait perdu la vue à l'âge de 77 ans. Pour pouvoir se promener seul dans son jardin, il avait imaginé de faire entourer les allées avec une grosse corde, qui lui servait en quelque sorte de rampe, et sur laquelle se trouvaient différents points de repère.

On devra n'user que sobrement de la lecture et de la musique qui ont l'inconvénient d'exalter encore cette impressionnabilité maladive de l'ouïe qui est un fait pour ainsi dire constant et précède souvent des désordres plus graves.

L'esprit inquiet de l'aveugle a le plus grand besoin d'instants de calme et de repos. La promenade fournit aux voyants ce repos forcé par les distractions qu'offre la vue ; mais chez l'aveugle constamment plongé dans ses réflexions, il y a toujours une action intellectuelle plus ou moins forte qui ne cesse pas et qui n'était pas habituelle avant la cécité.

C'est pour cela qu'il est indispensable de développer chez lui le sens du toucher, de lui trouver quelque travail quelqu'occupation manuelle.

J'ai souvent regretté qu'il n'existât pas d'ateliers de travail à l'hospice des Quinze-Vingts. L'essai que l'on fit à cet égard, il y a quelque trente ans, ne fut pas heureux à ce qu'il paraît ; mais ce n'est point une raison pour ne pas recommencer et ne pas chercher à tirer les aveugles d'une inoccupation qui nuit à leur intelligence et à leur caractère. Lorsqu'on se rappelle les résultats aussi remarquables qu'inattendus, qu'a produits dans les asiles d'aliénés l'introduction du travail et spécialement du travail agricole, on ne saurait désespérer que des résultats semblables ou tout au moins analogues, ne fussent obtenus dans un établissement d'aveugles. Dans tous les cas, ne fût-ce qu'au point de vue de l'ordre et de la moralité, le peu qu'on obtiendrait serait déjà un résultat précieux.

Si l'homme devenu aveugle est instruit, il faudra lui apprendre à écrire à l'aide de l'appareil le plus simple, celui de M. Foucault, par exemple, qui ne demande point une longue étude. On lui rendra ainsi une partie de son indépendance, dont la privation lui est si pénible.

Quant à la lecture des ouvrages en relief, elle sera pour l'adulte un exercice dépourvu de tout attrait et qui ne peut avoir d'autre but que développer le sens du toucher; mais à ce point de vue, cet exercice sera très-utile pour l'aveugle qui est placé dans une position sociale élevée : car c'est le seul moyen que l'on ait de l'habituer à se servir habilement de ses doigts; et ce n'est qu'à cette condition qu'il pourra trouver, dans les jeux auxquels les aveugles prennent part, les distractions qui sont si nécessaires à sa santé.

Enfin, il faudra lui faire suivre les préceptes d'une sage hygiène, et notamment l'astreindre aux soins de propreté, ainsi qu'à toutes les exigences auxquelles se soumettent les voyants, et dont l'aveugle, surtout dans les premiers temps de son infirmité, n'est que trop disposé à s'affranchir.

TABLE DES MATIÈRES.

PARIS — Imprimerie Paul Dupont, rue de Grenelle-Saint-Honoré, 45.

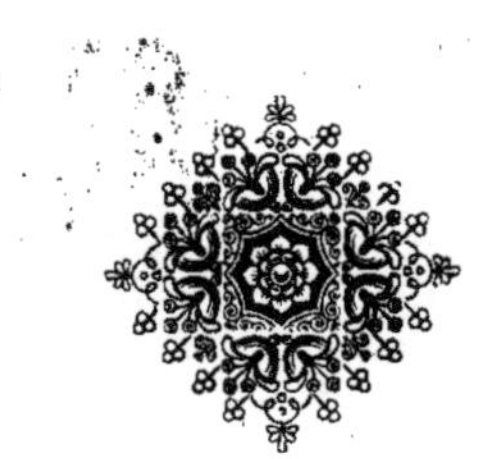

Paris, Imprimerie de Paul Dupont, rue de Grenelle-Saint-Honoré, 45.

www.ingramcontent.com/pod-product-compliance
Ingram Content Group UK Ltd.
Pitfield, Milton Keynes, MK11 3LW, UK
UKHW021310190726
13839UKWH00007B/570

9 782329 446264